Zeineb Teyeb
Mariem Essouri
Naziha Khammassi

Educação terapêutica na síndrome de Sjögren

Zeineb Teyeb
Mariem Essouri
Naziha Khammassi

Educação terapêutica na síndrome de Sjögren

Como posso gerir a minha síndrome seca?

ScienciaScripts

Imprint

Any brand names and product names mentioned in this book are subject to trademark, brand or patent protection and are trademarks or registered trademarks of their respective holders. The use of brand names, product names, common names, trade names, product descriptions etc. even without a particular marking in this work is in no way to be construed to mean that such names may be regarded as unrestricted in respect of trademark and brand protection legislation and could thus be used by anyone.

Cover image: www.ingimage.com

This book is a translation from the original published under ISBN 978-620-6-72504-6.

Publisher:
Sciencia Scripts
is a trademark of
Dodo Books Indian Ocean Ltd. and OmniScriptum S.R.L publishing group

120 High Road, East Finchley, London, N2 9ED, United Kingdom
Str. Armeneasca 28/1, office 1, Chisinau MD-2012, Republic of Moldova, Europe
Printed at: see last page
ISBN: 978-620-3-37215-1

Conteúdo

1 INTRODUÇÃO

A síndrome de Sjogren (SS) ou síndrome de Gougerot-Sjogren é uma doença autoimune sistémica caracterizada pela infiltração linfoide das glândulas salivares e lacrimais associada à produção de vários auto-anticorpos [1].

O quadro clínico é dominado por boca seca ou xerostomia e olhos secos ou xeroftalmia. A síndrome seca, a fadiga e as poliartralgias constituem uma tríade fortemente sugestiva da síndrome de Sjogren. Para além da síndrome seca clínica, que pode envolver todas as glândulas exócrinas, estão frequentemente presentes manifestações sistémicas: articulares (75%), respiratórias (75%), musculares (33%), cutâneas (30%), neurológicas (25 a 30%) e renais (20%). O envolvimento hematológico é menos frequente, com exceção da linfopenia. As manifestações digestivas, para além da disfagia, são raras e pouco específicas [1].

A síndrome de Sjogren pode ser primária ou estar associada a outra doença autoimune, como o lúpus eritematoso sistémico, a artrite reumatoide, a esclerodermia, as miopatias inflamatórias ou a distrofia...

Dada a complexidade clínica e paraclínica da síndrome de Sjogren, foram desenvolvidos vários critérios de diagnóstico. Os critérios publicados mais recentemente são os propostos pelo grupo de peritos da Sjogren International Collaborative Clinical Alliance (SICCA) em 2012, mas que ainda não são válidos [2]. Outros critérios foram desenvolvidos em 2015 pelo Colégio Americano de Reumatologia (ACR) e pela Liga Europeia contra o Reumatismo (EULAR), mas ainda não foram publicados. Até à data, a maioria dos peritos em doenças concordaram em utilizar os critérios do Grupo de Consenso Europeu Americano (AECG) de 2002 [3]. Para além dos sinais subjectivos da síndrome seca, estes exigem critérios objectivos de envolvimento imunológico, incluindo infiltração linfoide maior ou igual ao estádio 3 de Chisholm na biopsia das glândulas salivares acessórias e/ou a presença de auto-anticorpos anti-SSA ou anti-SSB. Considera-se que existe síndrome de Sjogren quando estão presentes 4 critérios, incluindo pelo menos um critério de envolvimento imunológico (Anexo I).

As manifestações clínicas da SS são numerosas e de gravidade variável, mas a síndrome seca continua a ser a principal queixa funcional do doente. Para além do gene funcional, a xerostomia é responsável por complicações orais e dentárias (gengivite, estomatite, cárie dentária, edentação difícil de remover, atrofia papilar, infeção por cândida, superinfeção bacteriana das glândulas salivares, etc.).

São sistematicamente recomendadas medidas de estilo de vida destinadas a evitar o agravamento da síndrome seca, tais como evitar o tabagismo, condições de secura e certos medicamentos (Apêndice II). Foram propostas terapias locais, principalmente saliva artificial ou preparações em spray, mas revelaram-se decepcionantes. As terapêuticas gerais, como a bromexina e a anetoltritiona, são conhecidas há anos, mas a sua eficácia é inconsistente e limitada. Outras moléculas, como a pilocarpina e a cevimelina, são atualmente recomendadas, mas estão associadas a efeitos secundários essencialmente anticolinérgicos que são frequentemente considerados incómodos pelos doentes (sudação, palpitações, síndrome gripal, rinite, cefaleias, polaciúria, dores abdominais   ).

A disponibilidade de diferentes moléculas no nosso país torna difícil o tratamento da síndrome seca. Na Tunísia, apenas a bromexina está disponível no mercado. A anetoltritona e a pilocarpina estão disponíveis na Europa e na América. A cevimelina está disponível no Japão e na América. As preparações e os sprays também não estão disponíveis. Além disso, o custo destes produtos é elevado.

Alguns pacientes utilizam o azeite (HO) como tratamento tópico para a gengivite ou estomatite, de acordo com as nossas tradições e costumes. As virtudes do HO são conhecidas há décadas. Os países com uma dieta mediterrânica têm menos eventos cardiovasculares e uma maior esperança de vida, graças, em grande parte, a uma dieta rica em azeite. A qualidade do azeite tunisino é reconhecida pelos especialistas em olivicultura e está entre as melhores do mundo [4]. A aplicação local de azeite tem propriedades emolientes [5]. Vários estudos recentes analisaram a atividade anti-inflamatória e antioxidante do azeite de oliva aplicado genericamente. No mesmo contexto da fitoterapia ancestral, alguns pacientes com SS experimentaram o HO para aliviar a sua boca seca. Nenhum estudo tunisino ou internacional avaliou o benefício da utilização da HO na xerostomia como tratamento local, qualquer que seja a etiologia. Isto levou-nos a estudar o efeito do azeite de oliva como colutório na xerostomia em pacientes com síndrome de **Sjogren** (estudo **HOSS**).

O objetivo do nosso estudo em doentes com SS foi comparar as percentagens de melhoria da xerostomia com o elixir bucal HO combinado com o tratamento habitual em comparação com o tratamento habitual isolado, com base na hipótese de
Melhoria significativa da xerostomia em pelo menos 40% dos doentes tratados com uma combinação de elixir bucal com HO e o tratamento habitual, em comparação com o tratamento habitual isolado.

Uma contra-hipótese que afirme que uma melhoria da xerostomia inferior a 40% seria clinicamente desinteressante é incorrecta, porque mesmo uma melhoria superior à taxa indicada continua a ser clinicamente interessante, dada a disponibilidade e a segurança do produto.

I. Tipo de estudo :

Trata-se de um estudo prospetivo, aleatório, cruzado, simples-cego e bicêntrico realizado durante 6 meses (janeiro de 2015 a junho de 2015).

A fim de garantir a comparabilidade dos grupos, foi efectuada uma aleatorização simples. Foi elaborada uma lista de aleatorização pré-estabelecida (Anexo III). [ereeme]Os doentes aleatorizados para "A" receberam HO num período e o seu tratamento habitual sozinho no segundo período. Os períodos foram invertidos no caso da aleatorização "B".

II. População do estudo :

Foram estudados os processos dos doentes com SS seguidos no CHU Mongi Slim La Marsa e no hospital regional de Ben Arous. Os pacientes que preenchiam os critérios da AECG 2002 foram contactados para confirmar a possibilidade de inclusão.

1. Critérios de inclusão :

^ Acordo prévio de participação no ensaio terapêutico.

^ Doentes adultos com SS primária ou associada diagnosticada de acordo com os critérios do grupo AECG 2002 **E** com uma xerostomia avaliada pela pontuação do Eular Sjogren's Syndrome Patient Reported Index (ESSPRI) com uma pontuação de secura maior ou igual a 5 e que tenham dado o seu consentimento informado por escrito para participar no estudo apresentado pelo investigador.

^ SS a evoluir durante 6 meses ou mais.

2. Critérios de não-inclusão :

Idade inferior a 20 anos

Recusa em participar no estudo

Incapacidade de dar consentimento informado

Ficheiro médico não encontrado

Doente perdido no seguimento ou impossível de contactar

Doentes com neoplasia ativa

SS que não cumprem os critérios do CETA 2002

Doente sem gene de xerostomia

Xerostomia avaliada por uma pontuação ESSPRI inferior a 5

Alergia conhecida a HO

SS em evolução há menos de 6 meses

Critérios de exclusão dos critérios de diagnóstico da AECG 2002 (história de irradiação cervical, infeção pelo vírus da hepatite C ou pelo vírus da imunodeficiência humana, linfoma pré-existente, sarcoidose, doença do enxerto contra o hospedeiro, utilização de medicamentos anticolinérgicos).

3. Critérios de exclusão :

s Intolerância a HO

s Ocorrência de uma condição intercorrente que afecta a aplicação da HO ou que afecta a avaliação do efeito da HO.

s Ocorrência de neoplasia ou de uma condição abrangida pelos critérios de exclusão DO AECG 2002.

III. Consentimento informado:

Os participantes receberam um consentimento informado por escrito em inglês e árabe. O médico investigador explicou claramente os pontos do consentimento sem influenciar o paciente. O participante era livre de dar ou recusar o consentimento. O doente foi incluído logo que o consentimento escrito foi assinado (Anexos IV e V).

IV. Comité de Ética :

O ensaio terapêutico foi aprovado pelos comités de ética do Hospital Mongi Slim e do Hospital Regional Ben Arous após apresentação do protocolo do estudo (Anexos VI e VII).

V. Conflito de interesses :

Todos os investigadores não têm conflitos de interesse.

VI. Tratamento : Azeite de oliva

1. Denominações internacionais :

A oliveira ou Olea Europea L. (Figura 1), uma árvore típica do Mediterrâneo, caracteriza-se pelo seu fruto, a azeitona.

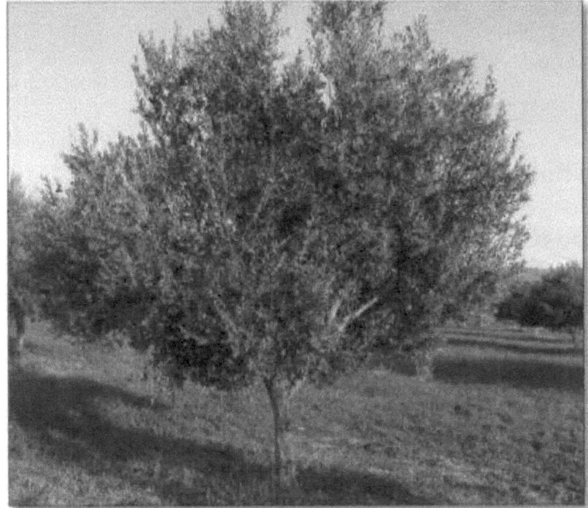

Figura 1: Oliveira na região de Ben Arous.

As denominações vernáculas da oliveira, da azeitona e do azeite são resumidas no quadro I [5,6].

Quadro I: Denominações vernáculas da oliveira, da azeitona e do azeite.

	oliveira	Azeitona	azeite
Árabe	Chajaret azzeitoun	zeitouna	Zayt ezzeitoune
francês	Azeitona	azeitona	Azeite
Inglês	Oliveira	azeitona	Azeite
Turco	Zeytin	zeytin	Zeytinyagi
alemão	Olbauman	Azeitona	Olivenol
italiano	Ulivo	olivo	Olio d'oliva
espanhol	Olivo	aceituna	Aceita de oliva
Português	Oliveira	azeitona	Azeite

2. Botânica :

A oliveira cultivada é uma árvore robusta, de 5 a 10 metros de altura, com um tronco sinuoso cujas fendas têm folhas lanceoladas e frutos de forma e teor de azeite variáveis consoante a espécie (Figura 2) [7].

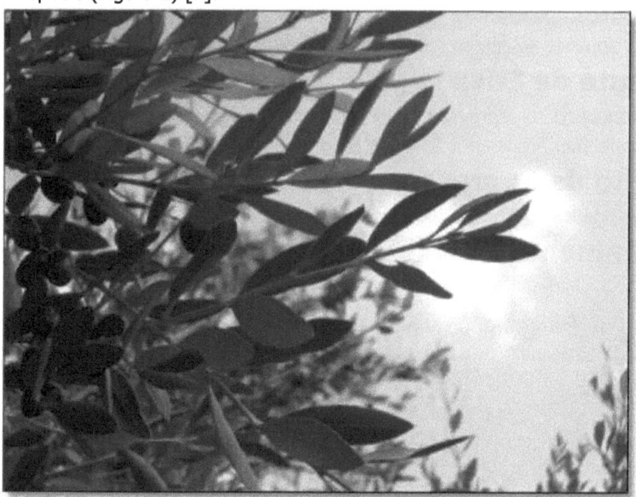

Figura 2: Folhas e frutos da oliveira.

O estatuto botânico das espécies é apresentado em pormenor no Quadro II.

Quadro II: Situação botânica da espécie Olea europea L.

Regne	Plantas
Ramo	Magnoliophyta
Sub-ramo	Magnoliophytina
Classe	Magnoliopsida
Subclasse	Dialypetals
Encomendar	Lamiales
Família	Oleacecae
Tipo	Olea
Espécies	Olea europea L.
Subespécie	O. europea subsp. Europea var. sylvestris
	O. europea subsp. Europea var. Europea

A oliveira tem uma longevidade excecional. Uma oliveira centenária é uma árvore em plena produção. A azeitona, fruto da oliveira, é uma drupa de pele lisa, com uma casca carnuda que envolve um caroço muito duro que contém uma semente (Figura 3).

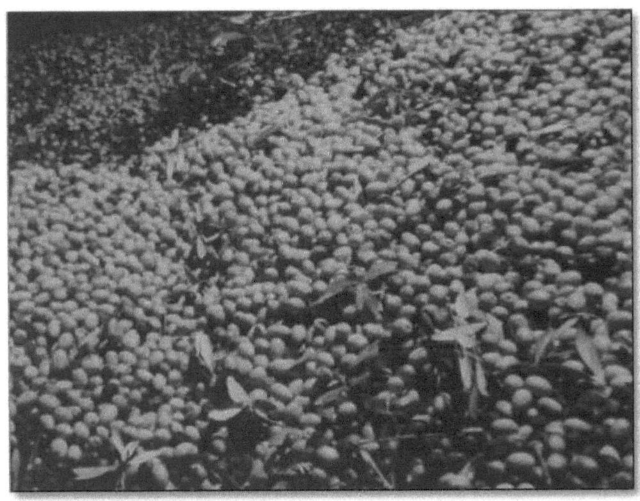

Figura 3: Azeitonas acabadas de colher.

O azeite é obtido através da trituração do fruto num lagar especial. A composição do azeite varia em função da zona, das práticas agronómicas locais, da variedade e do estado de maturação na colheita. Deve ser mantido em local fresco e protegido da luz [5,6,8].

3. Principais caraterísticas do azeite escolhido :

O HO escolhido é um azeite tunisino de renome internacional, exposto em várias exposições olivícolas internacionais. A região de colheita é o Sahel, mas não foi possível especificar a subespécie de oliveira utilizada porque o produtor contactado por diversas vezes se recusou a responder.

Foi efectuada uma análise da composição, da qualidade e um estudo sensorial do azeite selecionado no Office National de l'Huile, de acordo com os métodos de análise adoptados pelo Conselho Oleícola Internacional (COI) (anexo VIII).

3.1. Composição:

A composição em ácidos gordos por cromatografia em fase gasosa do azeite selecionado é apresentada no quadro III.

Quadro III: Composição química do azeite selecionado.

Ácidos gordos	COI T20 Doc24*, Doc17t
Ácido oleico	58.39
Ácido linoleico	17.90
Ácido palmítico	17.52
Ácido esteárico	2.37
Ácido palmitoleico	2.36
Ácido linolénico	0.69
Ácido araquídico	0.42
Ácido gadoleico	0.20
Ácido hepatadecanóico	0.05
Ácido hepatadecenóico	0.09

*Preparação de ésteres metílicos de ácidos gordos

+ Determinação dos ácidos gordos isómeros trans por cromatografia em fase gasosa em coluna capilar

3.2.Qualidade :
O teor de acidez livre expresso em ácido oleico é de 0,73% (ISO 660). O índice de peróxidos é de 17 Meg/Kg.
3.3.Análise sensorial :
A análise sensorial concluiu que se tratava de azeite virgem. Entre o envio da amostra ao serviço nacional do azeite e o estudo das suas caraterísticas químicas decorreu um mês.

4. Efeitos indesejáveis :
A inalação crónica de azeite pode levar a uma pneumonite oleosa a longo prazo [9]. Os doentes não foram expostos a este efeito indesejável, uma vez que o produto é aplicado localmente na boca e não é inalado.

5. Toxicidade :
Não foram registados casos de toxicidade. No entanto, é importante salientar que o azeite proveniente de produção não biológica perto de zonas produtoras de azeite ou refinado industrialmente pode conter níveis elevados de hidrocarbonetos aromáticos policíclicos altamente cancerígenos [10,11].

6. Contra-indicações:
Nenhuma, à exceção de uma alergia conhecida ao azeite [6].

7. Modo de utilização :
Foi dada ao participante uma amostra de HO fornecida num frasco de vidro de 120 ml. O doente utilizou o equivalente a uma colher de chá de HO como elixir bucal durante pelo menos 5 minutos, duas vezes por dia, de manhã depois do pequeno-almoço e à noite antes de se deitar, após a higiene oral habitual, durante 3 semanas. Utilizando a quantidade retirada da colher de chá e a ponta do dedo, aplicou também o HO nos lábios com a mesma frequência.

Durante as 3 semanas de tratamento habitual isolado, não foi efectuada qualquer alteração terapêutica.

O período de 3 semanas foi escolhido porque a duração dos vários estudos de tratamentos locais para a xerostomia variou entre 7 e 28 dias. Além disso, um estudo prévio que envolveu 10 pacientes mostrou que 3 semanas eram suficientes para observar um benefício da aplicação tópica de HO.

VII. Instrumentos de avaliação
Neste estudo, foram utilizados instrumentos específicos (sicca Baseline questionnaire, Eular Sjogren's Syndrome Patient Reported Index e Xerostomia inventory) e não específicos (Escala Visual Analógica e exame da cavidade oral). Todos os pacientes foram avaliados pelo mesmo examinador.

1. Ferramentas específicas :
1.1.Sicca baseline questionnary :
O questionário era composto por 70 perguntas de resposta múltipla. Estava dividido em 7 secções (dados demográficos, etnia, estatuto de fumador, avaliação física e emocional global, antecedentes gineco-obstétricos, sintomas orais e sintomas oculares). Este questionário é válido para ensaios terapêuticos [12].

As perguntas foram colocadas em árabe dialético ou em francês para os doentes francófonos

(Anexos IX e X). A versão árabe não foi previamente validada e foi traduzida para efeitos do estudo.

1.2. Índice de Relato de Doentes com Síndrome de Sjogren Eular (ESSPRI) :

É um instrumento válido para ensaios clínicos que avaliam a secura, a fadiga e a dor em doentes com síndrome de Sjogren [13].

O doente respondeu à seguinte pergunta: "Como classificaria a intensidade do seu (sintoma) nas últimas 2 semanas? Foi pedido ao doente que quantificasse o seu gene através de um número de 0 a 10. O zero correspondia à ausência do sintoma e o 10 ao máximo do gene. A soma dos 3 números atribuídos a cada sintoma constitui a pontuação total da ESSPRI. A pontuação mais grave possível é 30.

As perguntas foram colocadas em árabe dialético ou em francês para os doentes francófonos (Anexos XI e XII). A versão árabe não foi previamente validada e foi traduzida para efeitos do estudo.

1.3. Inventário de Xerostomia (XI) :

Trata-se de uma pontuação válida para avaliar a boca seca, composta por 11 itens:
- Bebo água para engolir os alimentos
- A minha boca fica seca quando como
- Acordo à noite para beber água
- A minha boca está seca
- Tenho dificuldade em comer certos alimentos
- Chupo rebuçados ou como pastilhas elásticas para aliviar a secura da boca
- Tenho dificuldade em engolir certos alimentos
- A pele do meu rosto está seca
- Tenho os olhos secos
- Os meus lábios estão secos
- Tenho o nariz seco

A intensidade destes sintomas foi classificada em: Nunca (1 ponto), Quase nunca (2 pontos), Ocasionalmente (3 pontos), Frequentemente (4 pontos) e Frequentemente (5 pontos).

A soma das classificações dos itens é a pontuação XI. A pontuação mínima é 11. A pontuação máxima possível é 55 [14].

Estas questões foram colocadas em árabe dialético ou em francês para os doentes francófonos (Anexos XIII e XIV). A versão árabe não estava previamente validada e foi traduzida para efeitos do estudo.

Quatro das 11 perguntas do Inventário de Xerostomia estão diretamente relacionadas com a xerostomia: sinto a boca seca quando como, acordo à noite para beber água, sinto a boca seca e os meus lábios estão secos.

Para melhor combater a secura oral, considerámos estes itens como um mini-XI.

2. Ferramentas não específicas :

2.1. Escala visual analógica (EVA) :

Esta escala é utilizada para avaliar a atividade global da patologia perdida pelo doente. Esta escala está validada para ensaios terapêuticos [15]. Uma escala visual de 0 a 10 foi apresentada ao doente para responder à pergunta "Como classificaria a atividade global da sua doença nas últimas 2 semanas? Zero corresponde a nenhuma atividade e 10 à atividade máxima da doença imaginada pelo doente.

2.2. Exame da cavidade oral :

Foi atribuída uma tabela pré-estabelecida a cada doente incluído. Esta foi assinalada com um "+" se a descrição estava presente e com um "-" se não estava (Anexo XV).

O exame da cavidade oral foi efectuado pelo mesmo investigador (internista em formação).
O projeto especificava as seguintes caraterísticas

- Membrana mucosa seca e pegajosa
- Cáries dentárias
- Problemas com a utilização de uma prótese
- Eritema generalizado da mucosa oral
- O eritema como mapa geográfico da mucosa oral
- Atrofia papilar
- Fissura da superfície dorsal da língua
- Eritema da língua
- Queilite nos cantos da boca
- Candidíase crónica
- Tumor da parótida

3. Uma ficha de identificação :

Cada paciente incluído no estudo tinha uma ficha de identificação única que resumia todos os dados epidemiológicos, manifestações glandulares, manifestações extra-glandulares, biópsia de glândula salivar acessória, exames imunológicos, critérios de diagnóstico AECG 2002 e SICCA 2012 e tratamento recebido (Anexo XVI).

VIII.   Esquema do estudo :

Cada doente recebeu 3 visitas médicas e pelo menos uma chamada telefónica. A chamada telefónica confirmava que o doente podia ser incluído após uma revisão dos registos médicos. As 3 visitas foram efectuadas na inclusão, 3 semanas e 6 semanas.

[ere]O consentimento informado por escrito foi assinado pelo paciente na 1 visita. A aleatorização foi efectuada após confirmação da inclusão. Os dados foram recolhidos utilizando os instrumentos acima referidos.

[emeeme]O Inventário de Xerostomia, o ESSPRI, a EVA e o exame da cavidade oral foram repetidos aos 2 e 3 contactos.

A Figura 4 mostra o projeto experimental do estudo HOSS.

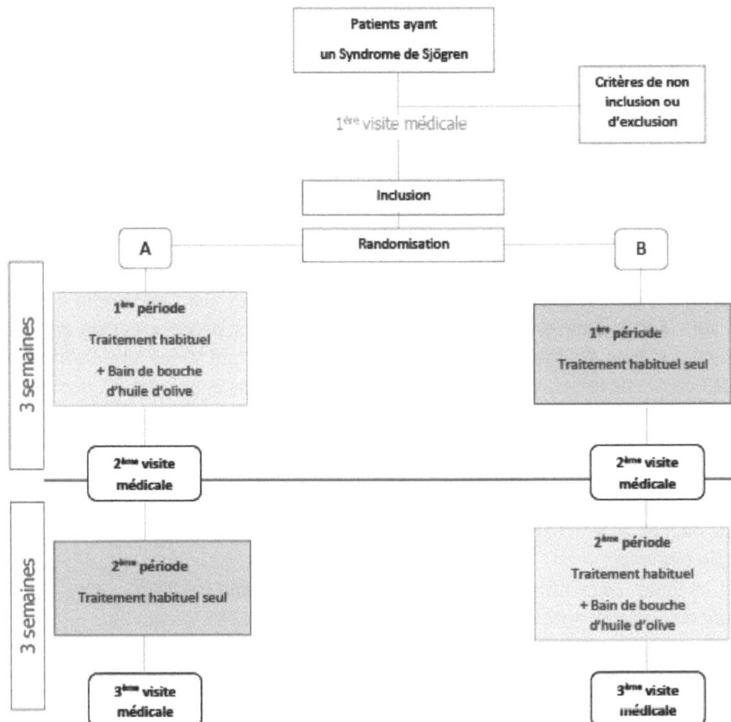

Figura 4: Diagrama do estudo.

IX. Critérios de avaliação :

1. Ponto final primário :

Estas foram consideradas significativas:

iere∧ Melhoria da secura oral detectada pela 1 pergunta ESSPRI sobre secura oral > 20%.

e / ou

J Diminuição da pontuação do Inventário de Xerostomia de pelo menos 3 pontos

2. Critérios de avaliação secundários :

J Melhoria do exame da cavidade oral (redução ou desaparecimento de uma anomalia de exame)

J Redução EVA de 25 mm

X. Cálculo do número de sujeitos necessários:

Na ausência de modificação terapêutica, a boca seca manteve-se estável fora dos primeiros meses. Não foram incluídos os doentes cujos sintomas evoluíram durante menos de 6 meses. Isto permite-nos dizer que, para os pacientes incluídos, a probabilidade de melhoria espontânea sem qualquer intervenção terapêutica tende para zero.

A fórmula seguinte é utilizada para calcular o número de doentes necessários para um ensaio cruzado.

$$N'=\frac{N}{2}(1-\varphi')$$

N": número de indivíduos em caso de cruzamento

N: número de indivíduos necessários com 2 grupos de pacientes

φ' : Coeficiente de correlação entre as respostas do mesmo sujeito aos 2 tratamentos

Uma vez que a recuperação espontânea é rara ou impossível, a diferença no endpoint entre os dois grupos é significativa. Para um risco B a 5% e *a* <5%, o número necessário de pacientes é 12.

XI. Estudo estatístico :

As comparações de 2 médias em séries independentes foram efectuadas com o teste t de Student para séries independentes e, no caso de números pequenos, com o teste não paramétrico de Mann-Whitney. As comparações de 2 médias em séries emparelhadas foram efectuadas com o teste t de Student para séries emparelhadas e, no caso de números < 30, com o teste não paramétrico de Wilcoxon para séries emparelhadas.

As comparações das percentagens em séries independentes foram efectuadas utilizando o teste do qui-quadrado de Pearson.

As comparações de 2 percentagens em séries emparelhadas foram efectuadas utilizando o teste Mac Nemar e, em caso de não validade deste teste, utilizando as propriedades da distribuição binomial.

Em todos os testes estatísticos, o nível de significância foi fixado em 0,05.

O software de análise estatística utilizado é o Excel 2013 e o SPSS versão 22.

XII. Pesquisa bibliográfica :

A pesquisa bibliográfica foi efectuada nas bases de dados Pubmed, Sciendirect e Clinicalkey, utilizando as palavras-chave: Sjogren's syndrome, Gougerot-Sjogren's syndrome, xerostomy, Sjogren's syndrome, xerostomia, xerostomy treatment, olive oil, olea europea.

A/ Estudo descritivo

I. Realização do estudo HOSS :

Trinta e dois pacientes foram incluídos durante um período total de 6 meses (janeiro de 2015 a junho de 2015). A última inclusão foi em 4 de maio de 2015. A última visita foi efectuada em 16 de junho de 2015. Não foram registados erros de inclusão. Não foi solicitada qualquer retração após a assinatura do acordo de participação. Um paciente com síndrome de Sjogren associado à síndrome anti-sintetase foi excluído devido a um episódio de pneumonite infecciosa que levou o paciente a interromper o HO por sua própria vontade. Um doente perdeu o seguimento ao terceiro contacto.

1. Randomização :

ereemeOs doentes foram aleatorizados igualmente entre 1 e 2 períodos, com 16 doentes em cada período.

2. Esquema do estudo :

A figura 5 resume o desenrolar do ensaio terapêutico.

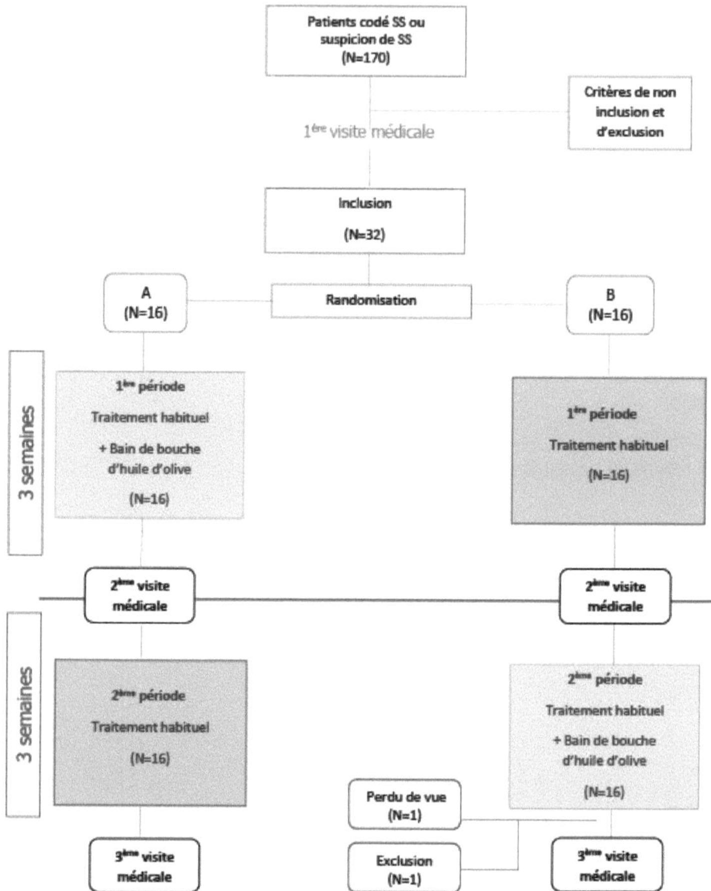

Figura 5: Processo de estudo HOSS.

3. Mês de aplicação do azeite:

A distribuição dos pacientes de acordo com o mês de aplicação do azeite de oliva é mostrada abaixo.

na Figura 6.

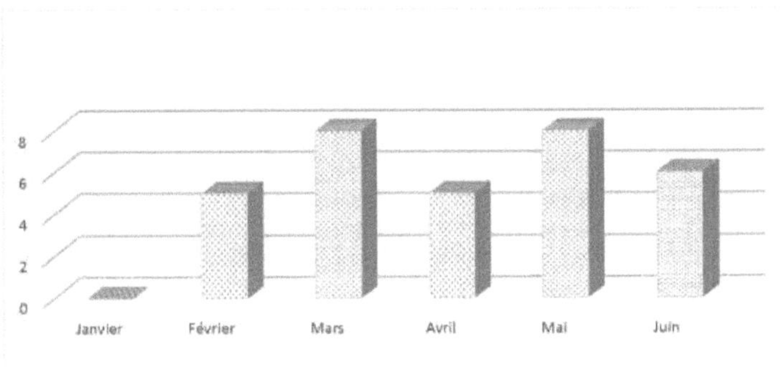

Figura 6: Distribuição dos doentes por mês de aplicação do azeite.

4. Custo do estudo :

Foram comprados sete litros de HO nos supermercados, com um custo total de 80 dinares tunisinos.

A análise das caraterísticas físico-químicas das HO selecionadas custou 174 dinares tunisinos e 340 milésimos (Anexo XVII).

As garrafas de vidro custam 20 dinares tunisinos.

Isto representa um custo total de autofinanciamento de 274 dinares tunisinos e 340 milhões de euros.

11. Epidemiologia :

1. Idade :

A idade média foi de 51,6 ± 13,38 anos, com extremos que variaram de 28 a 73 anos.

2. Género :

A proporção entre os géneros foi de 0,1. Havia 3 homens e 29 mulheres (Figura 7).

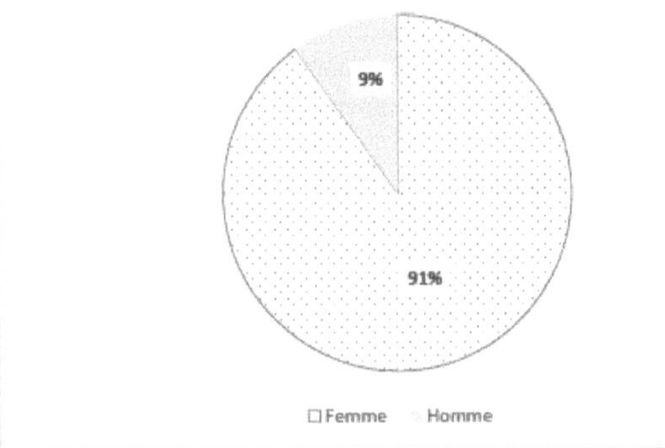

Mulher   Homem   Mulher

Figura 7: Repartição dos doentes por género.

3. História familiar de doenças auto-imunes:

Dois doentes tinham uma história familiar de doença autoimune. Um doente tinha uma história de hipotiroidismo periférico autoimune no pai. O outro doente tinha várias doenças auto-imunes na descendência: vitiligo, anemia de Biermer, alopécia e hipotiroidismo periférico autoimune.

4. História pessoal:

Quatro doentes não tinham antecedentes. Oito doentes estavam a ser tratados para uma única condição médica que não a SS. Vinte e quatro doentes tinham 2 ou mais antecedentes médicos.

Os antecedentes pessoais dos doentes estão resumidos no quadro IV.

Quadro IV: Antecedentes pessoais.

Antecedentes	Número de pacientes	Percentagem
Patologia autoimune	13	40
Hipertensão arterial	9	28
Doenças reumatológicas	8	25
Patologia do ouvido, nariz e garganta	6	18
Doença psiquiátrica	6	18
Alergias	6	18
Diabetes	5	15
Neoplasia	1	3
Evento cardiovascular	1	1
Outros	14	43

Os antecedentes psiquiátricos distribuíram-se da seguinte forma: síndromas de ansiedade (n=2) e síndromas depressivos (n=4).

Os antecedentes reumatológicos foram os seguintes: gonartrose (n=2), lombociática (n=2), osteoporose (n=2), hiperlaxidez do tendão patelar num doente e um caso de nevralgia cervicobraquial.

Os antecedentes do ouvido, nariz e garganta foram os seguintes: patologias infecciosas (n=2), patologias da tiroide (n=2), uma amigdalectomia e um neuroma do acústico.

As patologias auto-imunes recolhidas estão descritas na Figura 8.

Dois doentes tinham mais do que uma doença autoimune. Um doente tinha cirrose biliar primária e anemia hemolítica autoimune. O outro doente tinha esclerodermia sistémica, anemia de Biermer e hipotiroidismo periférico autoimune.

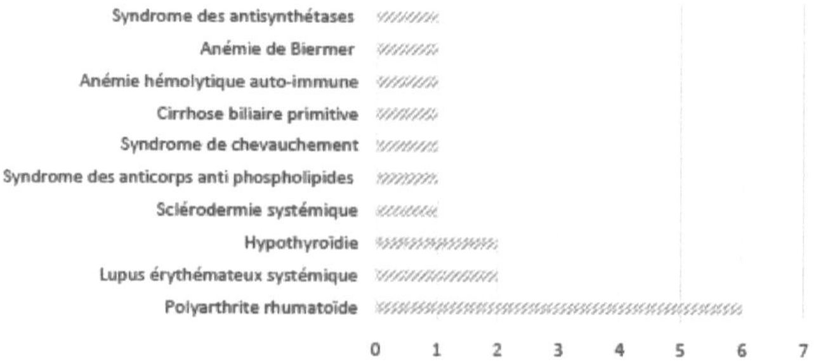

Síndrome anti-sintetase

Anémie de Biermer

Anémie doença autoimune h^molítica

Cirrose biliar primária
Síndrome de sobreposição
Síndrome do anticorpo antifosfolípido
Escrodermia sistémica
Hipotiroidismo
Lúpus sistémico ërythëmateux
Artrite reumatoide
01234567

Figura 8: Doenças auto-imunes associadas.

5. Tratamento atual que não seja Sjogren :

A lista dos tratamentos recebidos pelos doentes é apresentada em pormenor no quadro V.

Quadro V: Tratamentos para doentes com outras doenças que não a síndrome de Sjogren.

Medicamentos	Número de pacientes
Metformina	4
Inibidor do sistema renina angiotensina	5
Inibidor de cálcio	3
Anti-inflamatórios não esteróides	3
Inibidores da bomba de protões	3
Hidroxicloroquina	3
Fibratos/estatinas	2 / 1
Inibidores da recaptação da serotonina / medicamentos psicotrópicos	1 / 2
Sulfonamidas hipoglicemiantes	1
Anti-histamínicos	1
Clorotiazida	1

111. Caraterísticas da síndrome de Sjogren :

112. Primitivo ou associado :

A distribuição dos doentes de acordo com a natureza primária ou associada do diagnóstico de SS, segundo os critérios do grupo AECG 2002, é apresentada na Figura 9.

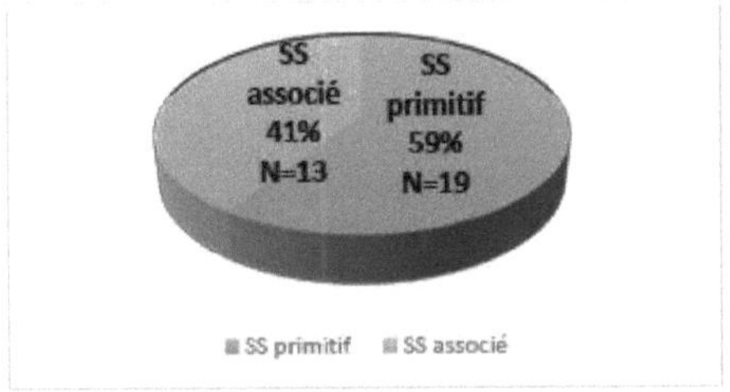

SS primário Associados BSS

Figura 9: Distribuição dos doentes de acordo com o facto de terem síndrome de Sjogren primária ou associada.

113. Antigo :

A idade da xerostomia, calculada a partir do ano de início dos sintomas, é apresentada na

Figura 10.

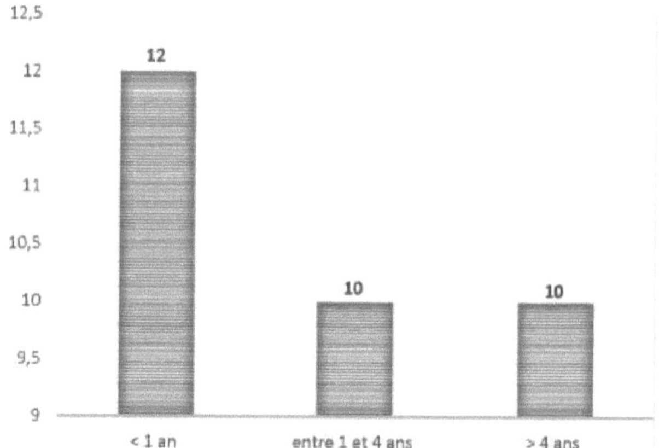

Figura 10: Número de doentes por idade da síndrome de Sjogren.

114. Manifestações glandulares :

114.1. Manifestações orais :

114.1.1. Xerostomia :

Como critério de inclusão, a boca seca estava presente em todos os doentes.

As caraterísticas das xerostomias dos pacientes estão detalhadas na Tabela VI.

Tabela VI: Caraterísticas da xerostomia aquando da inclusão.

Sintoma	Número de pacientes	Percentagem
Sensação de boca seca e pastosa	32	100
Ingestão repetida de líquidos às refeições	29	90
Intolerância a alimentos picantes ou ácidos	29	90
Incapacidade de comer alimentos secos	23	71
Gene durante o discurso	19	59
Disfagia	19	59
Queimaduras crónicas da mucosa oral	17	53
Incapacidade de falar continuamente	17	53
Evitar comer devido a dores na boca	16	50
Disgeusia	12	37
Refluxo gastro-resofágico	4	12

114.1.2. Exame da cavidade oral :

Apenas um doente tinha próteses dentárias.

As anomalias encontradas no exame da cavidade oral dos pacientes estão detalhadas na Tabela VII.

Quadro VII: Exame da cavidade oral.

Sintoma	Número de pacientes	Percentagem
Queilite nos cantos da boca	32	100
Mucosa oral seca e pegajosa	30	93
Cáries dentárias	28	87

Eritema da língua	27	84
Fissuras na superfície dorsal da língua	25	78
Atrofia papilar	24	75
Eritema generalizado da mucosa oral	19	59
Levantamento de dentes	16	50
O eritema como mapa geográfico da mucosa oral	4	12
Candidíase oral	3	9
Tumor das glândulas salivares	1	3

114.1.3. Biopsia das glândulas salivares acessórias :

Trinta e um doentes foram submetidos a biopsia das glândulas salivares acessórias. Duas biópsias foram não contributivas.

A proporção de sialadenite linfocítica de grau 3 ou 4 de Chisholm é mostrada na Figura 11.

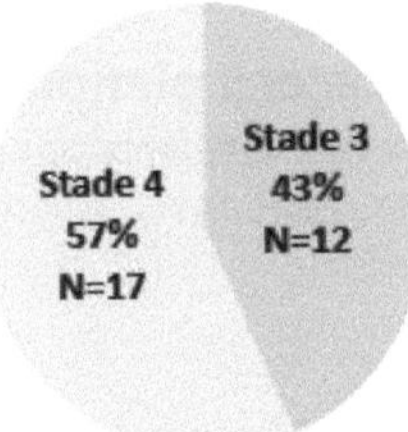

Figura 11: Proporção de sialadenite linfocítica na biopsia das glândulas salivares acessórias.

114.1.4. Outras provas orais :

Dois doentes foram submetidos a cintigrafia salivar, tendo ambos revelado hipofunção das quatro glândulas salivares.

Uma ressonância magnética da parótida efectuada num doente revelou um aspecto inflamatório das glândulas parótidas.

114.2. Manifestações oculares :

114.2.1. Xeroftalmia :

Vinte e oito doentes apresentavam xeroftalmia.

Os vários sintomas oculares são descritos no quadro VIII.

Quadro VIII: Sintomas oculares.

Sintomas	Número de pacientes	Percentagem
Olhos secos	28	87
Prurido	23	74
Impressão de um corpo estranho nos olhos	20	62
Sensação de queimadura	20	62
Irritação	18	56
Fotofobia	14	43

114.2.2. Exame oftalmológico :

Todos os doentes foram submetidos a pelo menos um exame oftalmológico.

Todos os doentes tinham um tempo de paragem. Trinta e um pacientes fizeram um teste de Schirmer.

Trinta e um doentes apresentavam pelo menos uma anomalia no exame oftalmológico.

Nenhum doente apresentava uma úlcera da córnea, queratite ou cecite.

As anomalias oftalmológicas recolhidas estão descritas no quadro IX.

Quadro IX: Lesões oculares.

Exame oftalmológico	Número de pacientes	Percentagem
Queratoconjuntivite seca	8	25
Deposição de mucina nos espaços culposos da conjuntiva	5	15
Diminuição da acuidade visual	3	9
Tempo de paragem	31	97
Teste de Schirmer	28	87

114.3. Outras manifestações glandulares :

Cinquenta e nove por cento dos doentes apresentavam secura cutânea. A distribuição das manifestações glandulares cutâneas, digestivas, ginecológicas e das vias respiratórias superiores é apresentada na Figura 12.

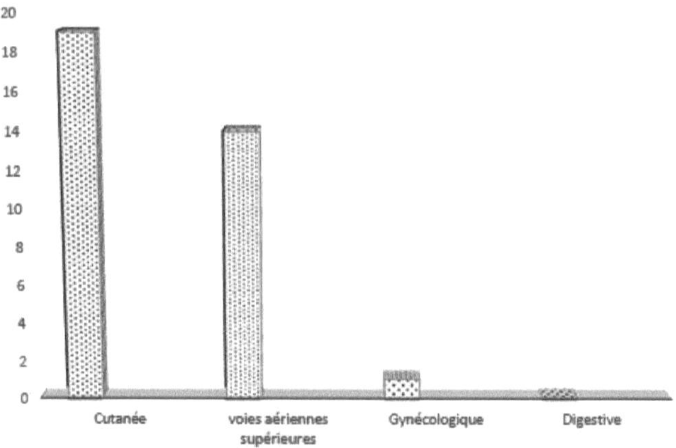

Figura 12: Distribuição das manifestações glandulares para além da xeroftalmia e da xerostomia.

115. Manifestações extra-glandulares :

As principais manifestações extra-glandulares diagnosticadas são apresentadas na Figura 13.

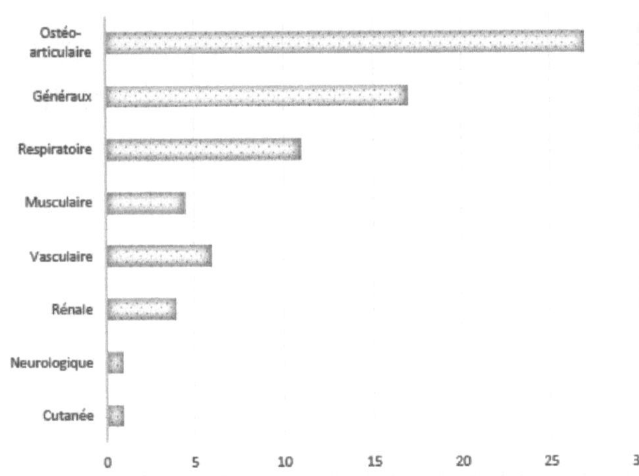

Figura 13: Distribuição das manifestações extra-glandulares.

As manifestações osteoarticulares foram representadas por artralgia (n=27) e artrite (n=4). Os sintomas respiratórios incluíam doença pulmonar intersticial difusa (n=6), tosse isolada (n=4) e bronquiolite constritiva (n=1).

As manifestações renais foram representadas por lesões túbulo-intersticiais em todos os 4 casos.

Sete doentes apresentavam miólise isolada sem défice muscular.

Os sinais gerais incluíam astenia (n=16), fadiga (n=15) e perda de peso (n=4).

Sete doentes tinham síndroma de Raynaud. Um doente tinha púrpura hipergamaglobulinémica de Waldenstom.

116. Linfoma :

Nenhum dos doentes tinha linfoma.

117. Imunoensaio :

Trinta doentes apresentavam anticorpos antinucleares positivos.

O perfil imunológico dos doentes é apresentado na Figura 14.

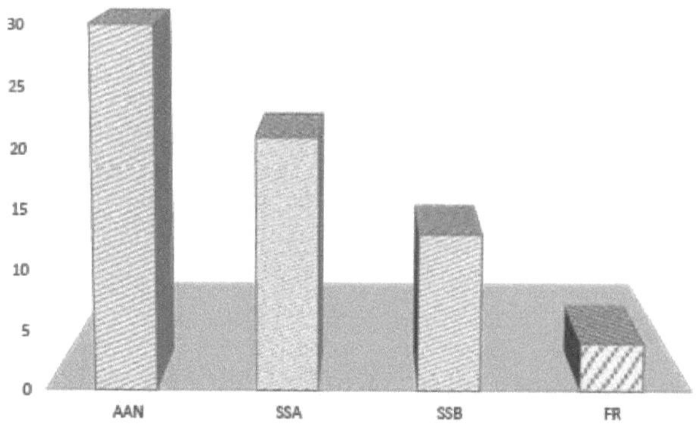

Figura 14: Perfil imunológico dos doentes.

Não foram detectados anticorpos antinucleares em seis casos.

118. Tratamento da síndrome de Sjogren :

Trinta doentes estavam a receber tratamento sintomático. Dois doentes receberam terapêutica com corticosteróides na dose de 1 mg/Kg/dia, prescrita em ambos os casos como parte do tratamento da doença pulmonar intersticial difusa.

Os diferentes medicamentos são descritos no quadro X.

Tabela X: Medicamentos prescritos para o tratamento da síndrome de Sjogren.

Medicamentos	Número de pacientes	Percentagem
Lágrimas artificiais	24	75
Gel lacrimal	24	75
Bromexina	22	68
Analgésico simples	18	56
Corticóides em dose baixa	8	25
Anetholtrithione	2	6
Corticóides em doses elevadas	2	6
Pilocarpina	1	3
Imunossupressor	1	3

Nenhum dos doentes recebeu cevimelina.

IV. Pontuações de inclusão :

1. Índice EULAR de Síndroma de Sjogren relatado pelos doentes :

1.1. Pontuação total :

A pontuação média da ESSPRI foi de 21,5, com extremos entre 12 e 30. Vinte e três pacientes (71,8%) apresentaram escore ESSPRI acima de 20. A distribuição dos doentes de acordo com a gravidade da pontuação da ESSPRI é apresentada na Figura 15.

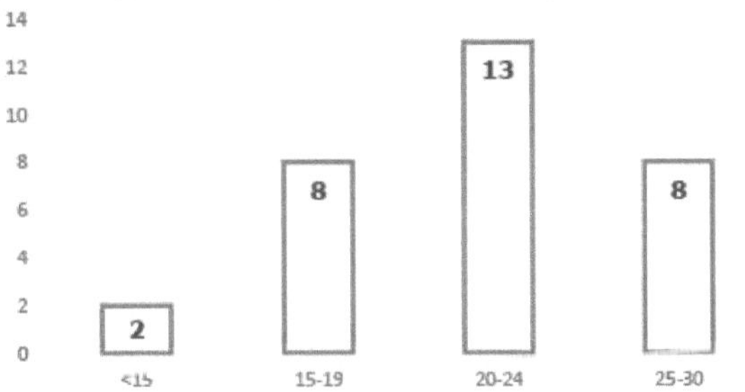

Figura 15: Distribuição dos doentes de acordo com a gravidade da pontuação ESSPRI.

1.2. Boca seca:

Nenhum doente teve uma pontuação de secura oral inferior a 5. A pontuação média de secura foi de 7,41, com extremos entre 5 e 10.
Cinquenta por cento dos participantes (n=16) tinham uma pontuação de boca seca de 8 ou mais. A distribuição dos doentes de acordo com a gravidade da secura oral é apresentada na Figura 16.

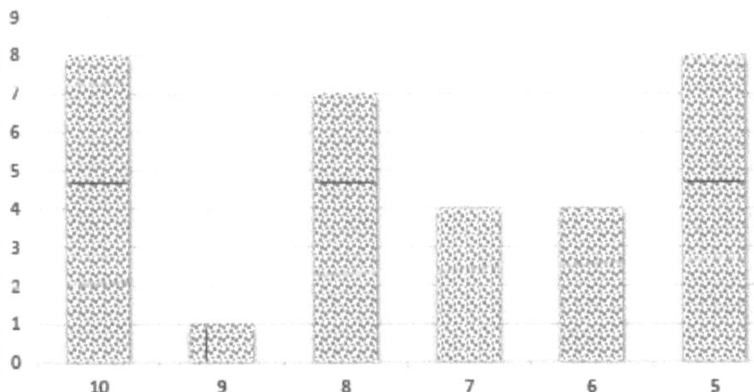

Figura 16: Distribuição dos doentes de acordo com o grau de gravidade da secura da boca.Fadiga :

A pontuação média de fadiga foi de 7,72, com extremos entre 2 e 10. Cinquenta e seis por cento dos doentes tinham uma pontuação de 8 ou mais. A distribuição dos doentes de acordo com a gravidade da fadiga é apresentada na Figura 17.

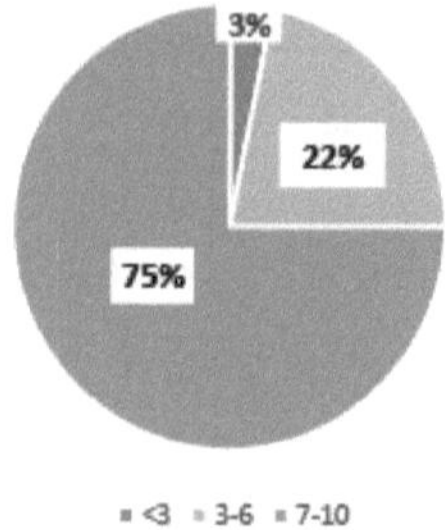

Figura 17: Distribuição dos doentes de acordo com a pontuação de fadiga.

1.3. Dor :

Trinta e sete por cento dos doentes tinham uma pontuação de dor de 8 ou superior. A pontuação média da dor foi de 6,3, com extremos de 0 a 10.

A distribuição dos doentes de acordo com a pontuação da dor é apresentada na Figura 18.

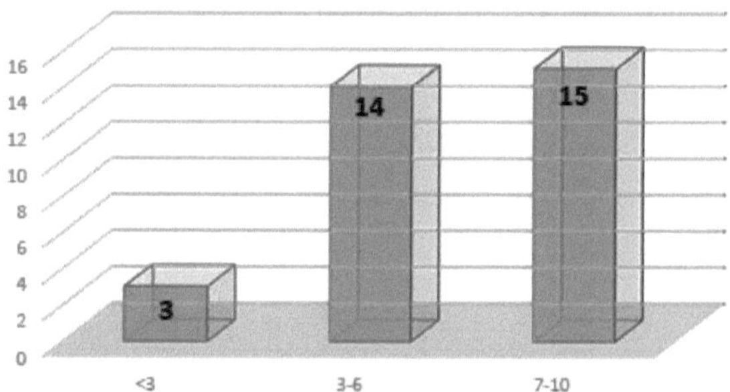

Figura 18: Distribuição dos doentes de acordo com a pontuação da dor.

2. Inventário de Xerostomia :

A pontuação média do Inventário de Xerostomia foi de 42,5 pontos num total de 55, com extremos entre 22 e 55. Quarenta e sete por cento dos doentes tinham uma pontuação superior a 45. A distribuição dos doentes de acordo com a gravidade da pontuação do Inventário de Xerostomia é apresentada na Figura 19.

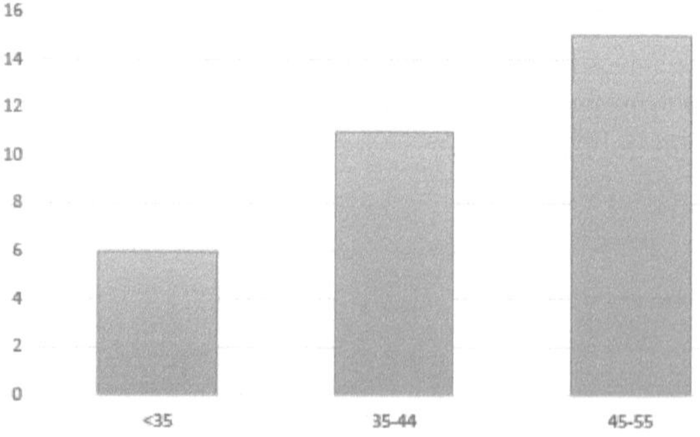

Figura 19: Distribuição de acordo com a gravidade da pontuação do Inventário de Xerostomia.

3. Escala visual analógica :

A pontuação média da EVA foi de 5,5, com extremos de 0 a 10. Dez doentes, ou 31% dos participantes, tiveram uma pontuação maior ou igual a 7. A pontuação VAS para a atividade global, de acordo com a avaliação do doente, está descrita na figura 20.

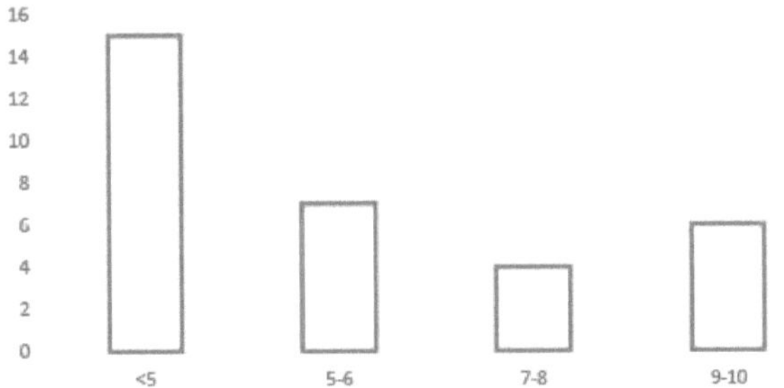

Figura 20: Distribuição dos doentes de acordo com a gravidade da EVA.

V. Avaliação apenas com o tratamento habitual :

1. Índice EULAR de Síndroma de Sjogren relatado pelos doentes :

1.1. Boca seca:

A resposta à secura oral dos doentes que receberam apenas o tratamento habitual nos 2 braços do estudo está descrita no Quadro XI.

**Quadro XI: Resposta
à secura dos doentes em tratamento habitual isolado
, de acordo com o ESSPRI.**

	Número de doentes	Percentagem
Sem melhorias	3094	
Melhoria significativa		26 %

1.2. Fadiga :

A pontuação média de fadiga no tratamento habitual foi de 7,59.

A resposta relativa à fadiga nos doentes em tratamento habitual isolado está descrita em pormenor no Quadro XII.

Quadro XII: Resposta à fadiga dos doentes em tratamento habitual, de acordo com o ESSPRI.

	Número de pacientes	Percentagem
Sem melhorias	31	97 %
Melhoria significativa	1	3 %

1.3. Dor :

A pontuação média da dor no tratamento habitual foi de 6,62.

A resposta relativa à dor nos doentes que receberam apenas o tratamento habitual está descrita no Quadro XIII.

**Tabela XIII: Resposta
à dor dos doentes em tratamento habitual isolado**

, de acordo com a ESSPRI.

	Número de pacientes	Percentagem
Sem melhorias	30	94%
Melhoria significativa	2	6%

2. Inventário de xerostomia :

A Tabela XIV apresenta em pormenor a resposta dos doentes que receberam apenas o tratamento habitual, de acordo com a pontuação do Inventário de Xerostomia.

Tabela XIV: Respostas dos pacientes em tratamento habitual isolado de acordo com o Inventário de Xerostomia.

	Número de pacientes	Percentagem
Sem melhorias	30	94 %
Melhoria significativa	2	6 %

3. Escala visual analógica :

A média da EVA com o tratamento habitual foi de 5,2.

A resposta ao tratamento habitual isolado, avaliada pela pontuação VAS, é apresentada na Tabela XV.

Quadro XV: Pontuação EVA no tratamento habitual isolado.

	Número de pacientes	Percentagem
Sem melhorias	31	97 %
Melhoria significativa	1	3 %

4. Exame da cavidade oral :

O quadro XVI apresenta as respostas apenas com o tratamento habitual.

Quadro XVI: Exame da cavidade oral apenas com o tratamento habitual.

	Número de pacientes	Melhoria	Percentagem
Queilite nos cantos da boca	32	3	9 %
Membrana mucosa seca e pegajosa	30	2	6 %
Eritema da língua	27	1	3 %
Fissura na superfície dorsal da língua	25	0	-
Atrofia papilar	24	0	-
Eritema generalizado da mucosa oral	19	1	-

VI. Avaliação do colutório com azeite :

[dme] Durante o decurso do estudo, 2 doentes (6%) foram excluídos do protocolo do estudo em 3 contactos, ou seja, às 6 semanas no grupo aleatório B. Os resultados são expressos numa base de intenção de tratamento para um total de 32 pacientes.

1. Índice EULAR de Síndroma de Sjogren relatado pelos doentes :

1.1. Boca seca:

O Quadro XVII mostra a frequência da melhoria dos doentes com os elixires bucais HO.

Quadro XVII: Secura oral com azeite de acordo com o ESSPRI.

Número de doentes Percentagem Sem melhorias

1341 %

Melhoria significativa

1753 %

1.2. Fadiga :

A pontuação média de fadiga para a HO e o tratamento habitual foi de 7,5.

O Quadro XVIII apresenta em pormenor a resposta dos doentes que tomam azeite à fadiga, de acordo com a pontuação ESSPRI.

Quadro XVIII: Fadiga sob o efeito do azeite de acordo com o ESSPRI.

	Número de pacientes	Percentagem
Sem melhorias	29	91 %
Melhoria significativa	1	3 %

1.3. Dor :

A pontuação média da dor sob HO foi de 6,63.

O quadro XIX apresenta em pormenor a resposta dos doentes que tomam azeite à dor, de acordo com a pontuação ESSPRI.

Quadro XIX: Dor com azeite de acordo com o ESSPRI.

	Número de pacientes	Percentagem
Nenhuma melhoria	28	88%
Melhoria significativa	2	6 %

2. Inventário de xerostomia :

2.1. Pontuação total :

O Quadro XX apresenta em pormenor a melhoria da boca seca com o azeite, avaliada pela pontuação do Inventário de Xerostomia.

**Tabela XX: Boca seca com azeite de oliva
de acordo com o Inventário de Xerostomia.**

Número de doentes Percentagem	
Nenhuma melhoria	
	619%
Melhoria significativa	
	2475%

2.2. Inventário de mini-xerostomia :

A figura 21 mostra a variação acumulada das pontuações das diferentes questões numeradas de 1 a 11 propostas pela pontuação do Inventário de Xerostomia dos pacientes inquiridos antes e depois da utilização do azeite.

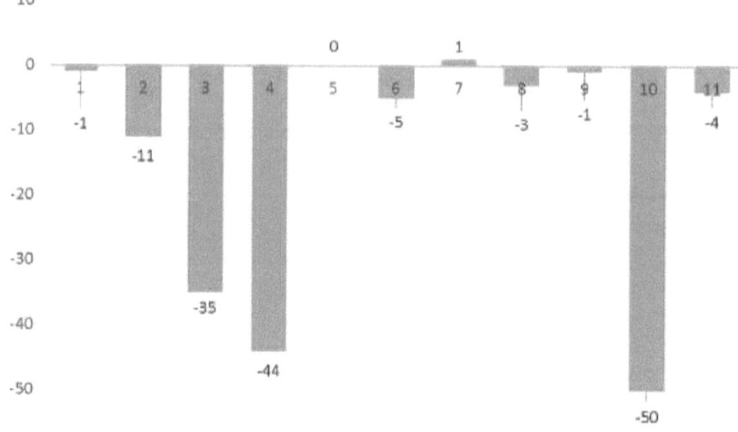

Figura 21: Variação dos itens do Inventário de Xerostomia nos inquiridos.

emeemeemeeme Os itens 2, 3, 4 e 10 (Sinto a boca seca quando como, acordo à noite para beber água, Sinto a boca seca, Os meus lábios estão secos) foram combinados para formar o mini-Inventário de Xerostomia.

emeemeemeeme A diminuição destes quatro itens (valores algébricos acumulados) é superior à das restantes propostas do questionário, com diminuições de -11, -35, -44 e -50 para os itens 2 , 3 , 4 e 10, respetivamente.

3. Escala Visual Analógica :

A VAS média sob HO foi de 4,9.

A Tabela XXI mostra a variação da resposta avaliada pela EVA.

Quadro XXI: Pontuação EVA para o azeite.

	Número de pacientes	Percentagem
Sem melhorias	26	81 %
Melhoria significativa	4	12

4. Exame da cavidade oral :

O quadro XXII mostra as respostas significativas no tratamento com azeite.

Quadro XXII: Exame da cavidade oral com azeite.

	Número de pacientes	Melhoria	Percentagem
Queilite nos cantos da boca	32	26	81%
Membrana mucosa seca e pegajosa	30	19	63%
Eritema da língua	27	24	75%
Fissura na superfície dorsal da língua	25	12	48%
Atrofia papilar	24	7	29%
Eritema generalizado da mucosa oral	19	15	-

5. Desejo de continuar o tratamento:

Vinte e oito doentes quiseram continuar o tratamento com colutórios HO.

6. Efeitos indesejáveis do azeite :

Não foram observados efeitos indesejáveis durante o estudo.

B/ Estudo analítico :

I. Caraterísticas da população do estudo aquando da inclusão :

As Tabelas XXIII, XXIV e XXV mostram a distribuição da idade, do género e das pontuações utilizadas na inclusão de acordo com a aleatorização.

Quadro XXIII: Idade média de acordo com a aleatorização.

	Número de pacientes	Idade média (anos)	P
reHO no período V	16	52.25	NS
meHO em 2® período	16	51	

Quadro XXIV: Distribuição dos géneros de acordo com a aleatorização.

			re HO no período V	me HO em 2® período	P
Tipo	Feminino	Força de trabalho	14	15	NS
		Percentagem	88%	94%	
	Masculino	Força de trabalho	2	1	
		Percentagem	12%	6%	

Tabela XXV: Distribuição das pontuações ESSPRI, Xerostomia Inventory e EVA de acordo com a aleatorização.

		Média	p
ESSPRI	idreHO em 1 período	7,94	
	idmeHO em 2 períodos	6,88	NS
Xerostomia	idreHO em 1 período	42,56	NS
Inventário	idmeHO em 2 períodos	42,56	
EVA	idreHO em 1 período	5,625	NS
	idmeHO em 2 períodos	5,375	

II. Avaliação do parâmetro primário :

Xerostomia :

1. Índice EULAR de Síndroma de Sjogren relatado pelos doentes :

A melhoria da pontuação ESSPRI sob HO foi superior à do tratamento habitual, com uma diferença significativa (p<0,001).

O Quadro XXVI apresenta em pormenor a distribuição das respostas no âmbito da HO e do tratamento habitual isolado, de acordo com a pontuação ESSPRI.

Quadro XXVI: Respostas avaliadas pela pontuação ESSPRI.

	Azeite	Tratamento usual isolado	P
Melhoria	172		
			<0.0001
Sem melhorias		1328	

De acordo com a pontuação ESSPRI :
- Os doentes que melhoraram com a HO (n=17) não melhoraram apenas com o tratamento habitual.
- Os doentes que melhoraram apenas com o tratamento habitual (n=2) não melhoraram

com a HO.
- Nenhum paciente melhorou em nenhum dos braços do estudo.
- Onze doentes não melhoraram com a HO ou com o tratamento padrão isoladamente.

2. Inventário de Xerostomia :

A melhoria da pontuação do Inventário de Xerostomia sob HO foi maior do que sob o tratamento habitual isolado, com uma diferença significativa (p<0,001).

O Quadro XXVII apresenta a distribuição das respostas no âmbito da HO e do tratamento habitual, de acordo com a pontuação do Inventário de Xerostomia.

Tabela XXVII: Respostas avaliadas pela pontuação do Inventário de Xerostomia.

	Azeite	Tratamento habitual isolado	P
Melhoria	24	2	<0.001
Sem melhorias	6	28	

De acordo com a pontuação do inventário de xerostomia :
- Vinte e três doentes melhoraram com a HO e não melhoraram apenas com o tratamento habitual.
- Um doente melhorou tanto com o tratamento habitual isolado como com a HO.
- Um doente melhorou apenas com o tratamento habitual e não melhorou com a HO.
- Cinco doentes não melhoraram com a HO ou com o tratamento padrão isoladamente.

III. Avaliação dos parâmetros secundários :

1. Escala visual analógica :

A melhoria da EVA não foi significativa.

O quadro XXXX apresenta em pormenor os resultados obtidos com a HO e o tratamento habitual isolado.

Tabela XXXX: Pacientes que responderam ao tratamento avaliados pela pontuação VAS.

	Azeite	Tratamento usual isolado	p
Melhoria	4	1	NS
Sem melhorias	26	29	

De acordo com a pontuação VAS :
- Um doente melhorou apenas com o tratamento habitual e não melhorou com o azeite.
- Quatro doentes melhoraram com o azeite e não melhoraram com o tratamento habitual.
- Vinte e cinco doentes não melhoraram nem com o azeite nem com o tratamento habitual isolado.
- Nenhum paciente melhorou em nenhum dos braços do estudo.

2. Exame da cavidade oral :

As anomalias da cavidade oral que melhoraram significativamente com a HO foram a secura da mucosa oral, o eritema da língua e a queilite das comissuras labiais.

A melhoria destes três critérios não foi influenciada pela natureza primária ou associada da SS, pela aleatorização, pelo mês de aplicação da HO, pelas pontuações do ESSPRI e do Inventário de Xerostomia no momento da inclusão, ou pela idade da SS.

IV. Parâmetros que influenciam a resposta ao azeite :

1. Randomização :

A distribuição da ^melhoria da resposta em HO avaliada pelo ESSPRI e pelo Inventário de Xerostomia de acordo com a aleatorização é apresentada no Quadro XXVIII.

Tabela XXVIII: Respostas em HO de acordo com a aleatorização.

Pontuação	Aleatorização		TotalP	
	Azeite no 1º período	Azeite no 2º período		
Melhoria ESSPRI	10	7	17	NS
Inventário de Xerostomia de Melhoria	13	11	24	NS

2. Mês do pedido :

As respostas terapêuticas avaliadas pela pontuação ESSPRI e pela pontuação do Inventário de Xerostomia em função dos meses de utilização do azeite são detalhadas no quadro XXIX.

Quadro XXIX: Resposta sob azeite de acordo com o mês de aplicação do azeite.

pontuação	Mês		TotalP	
	janeiro a março	abril a junho		
Melhoria ESSPRI	5	12	17	NS
Melhoria da xerostomia Inventário	9	15	24	NS

3. Antigo :

A Tabela XXX mostra a distribuição dos doentes com melhoria sob HO, avaliada pela pontuação ESSPRI e pela pontuação do Inventário de Xerostomia, de acordo com a idade dos SS.

Tabela XXX: Resposta ao azeite de acordo com a idade da síndrome de Sjogren.

pontuação	Antiga		Total	P
	< 3 anos	>3 anos		
Melhoria ESSPRI	6	11	17	NS
Inventário de Xerostomia de Melhoria	8	16	24	NS

4. Primitivo ou associado :

A Tabela XXXI mostra a melhoria sob HO, avaliada pela pontuação ESSPRI e pela pontuação do Inventário de Xerostomia, consoante a SS seja primária ou associada.

Quadro XXXI: Respostas no âmbito do azeite de acordo com a natureza primária ou associada da SS.

Pontuação	Síndrome de Sjogren		Total	P
	Primitivo	Associado		
Melhoria ESSPRI	11	6	17	NS
Inventário de Xerostomia de Melhoria	16	8	24	NS

5. Pontuação ESSPRI aquando da inclusão :

A Tabela XXXII mostra a distribuição das respostas significativas ao azeite, avaliadas pela pontuação ESSPRI e a pontuação do Inventário de Xerostomia, de acordo com a pontuação ESSPRI na inclusão.

Quadro XXXII: Resposta ao azeite de acordo com a

Pontuação	ESSPRI a I'inclusão		Total	P
	<8	>8		
Melhoria ESSPRI	6	11	17	NS
Inventário de Xerostomia de Melhoria	11	13	24	NS

pontuação ESSPRI aquando da inclusão.

6. Pontuação do Inventário de Xerostomia na inclusão :

A resposta ao azeite, avaliada pelo ESSPRI, e o XI, de acordo com a pontuação do Inventário de Xerostomia no momento da inclusão, são apresentados na Tabela XXXIII.

Tabela XXXIII: Resposta ao azeite de acordo com a pontuação do Inventário de Xerostomia no momento da inclusão.

Pontuação	XI a I'inclusão		Total	P
	<35	>35		
Melhoria ESSPRI	5	12	17	NS
Inventário de Xerostomia de Melhoria	6	18	24	NS

7. Manifestações extra-glandulares :

A Tabela XXXIV mostra a distribuição dos pacientes que melhoraram com o azeite, conforme avaliado pela pontuação ESSPRI e pela pontuação do Inventário de Xerostomia, de acordo com o facto de terem ou não lesões nas articulações.

Tabela XXXIV: Resposta ao azeite de acordo com a lesão articular.

Pontuação	Danos nas articulações		P
	sim	Não	
Melhoria ESSPRI	15	2	NS
Inventário de Xerostomia de Melhoria	20	4	NS

Relativamente às outras afecções extra-glandulares recolhidas durante o estudo (sinais gerais (n=17), pulmonares (n=11), musculares (n=7), vasculares (n=7), renais (n=4) e neurológicas (n=1)), o número de doentes não permitiu o cálculo estatístico.

8. Imunoensaio :

A Tabela XXXV mostra a distribuição das respostas significativas em HO, avaliadas pela pontuação da ESSPRI e pela pontuação do Inventário de Xerostomia, consoante o teste imunológico tenha sido positivo ou não.

A análise imunológica foi considerada positiva se o doente apresentasse um nível significativo de anticorpos antinucleares positivos e/ou anticorpos para SSA +/- SSB e/ou Ro52.

Tabela XXXV: Resposta ao azeite de acordo com a avaliação imunológica.

Pontuação	Testes imunológicos		P
	Positivo	Negativo	
Melhoria ESSPRI	16	1	NS
Inventário de Xerostomia	22	2	NS

de Melhoria		

9. Tratamento da xerostomia :

A distribuição da ^melhoria das pontuações do inventário ESSPRI e xerostomia com azeite de oliva de acordo com a ingestão de bromexina é mostrada na Tabela XXXVI.

Quadro XXXVI: Resposta ao azeite de acordo com a ingestão de bromexina.

Pontuação	Bromexina		P
	Sim	Não	
Melhoria ESSPRI	9	8	NS
Melhoria da xerostomia Inventário	13	11	NS

Dois doentes estavam a receber anetoltritona, 1 dos quais melhorou significativamente de acordo com a pontuação ESSPRI e 1 dos quais não melhorou de acordo com as pontuações ESSPRI e Xerostomia Inventory.

Um doente que estava a ser tratado com pilocarpina melhorou significativamente com o azeite, de acordo com as pontuações do ESSPRI e do Inventário de Xerostomia.

10. Fadiga :

A Tabela XXXVII mostra a distribuição da melhoria das pontuações do ESSPRI e do Inventário de Xerostomia com azeite de oliva de acordo com o grau de fadiga.

A fadiga foi considerada significativa a partir de uma pontuação de 7 ou mais em 10.

Quadro XXXVII: Resposta ao azeite de acordo com a gravidade da fadiga.

PontuaçãoFadiga significativa			p
Sim		Não	
Melhoria ESSPRI	12	5	NS
Melhoria da xerostomia Inventário	18	6	NS

11. Dor :

A Tabela XXXVIII mostra a distribuição da melhoria das pontuações do ESSPRI e do Inventário de Xerostomia com azeite de oliva de acordo com o grau de dor.

A dor foi considerada significativa quando a pontuação foi maior ou igual a 7 em 10.

Tabela XXXVIII: Resposta ao azeite de acordo com o grau de dor.

Pontuação	Dores fortes		p
	Sim	Não	
Melhoria ESSPRI	8	9	NS
Inventário de Xerostomia de Melhoria	10	14	NS

12. Escala Visual Analógica :

A Tabela XXXIX mostra a distribuição da melhoria das pontuações do ESSPRI e do Inventário de Xerostomia com o azeite, de acordo com a EVA no momento da inclusão.

A pontuação EVA foi considerada alta se fosse maior ou igual a 7 em 10.

Quadro XXXIX: Resposta do azeite de acordo com o EVA.

Pontuação	EVA elevado		p
	Sim	Não	
Melhoria ESSPRI	4	13	NS
Inventário de Xerostomia de Melhoria	8	16	NS

4 DISCUSSÃO

O estudo HOSS foi realizado em doentes com síndrome de Sjogren primária ou associada. Tratou-se de um estudo prospetivo, aleatório, cruzado e simples-cego. O objetivo do estudo era avaliar o efeito do elixir bucal HO na xerostomia. Os doentes foram divididos aleatoriamente em 2 grupos. reemeOs doentes aleatorizados para o grupo A receberam HO no primeiro período (as primeiras 3 semanas) e o seu tratamento habitual sozinho no segundo período (as últimas 3 semanas). Os períodos foram invertidos no caso de serem aleatorizados para o grupo B. A xerostomia foi avaliada pelas pontuações ESSPRI e Xerostomia Inventory. Foi efectuada uma avaliação global da doença utilizando a EVA, uma pesquisa de manifestações glandulares e extra-glandulares associadas e um exame da cavidade oral. Todas estas avaliações foram repetidas em 3 ocasiões (na inclusão, 3 semanas e 6 semanas).

No final do estudo de 6 meses, foram incluídos 32 doentes. As caraterísticas epidemiológicas dos doentes correspondiam ao perfil dos doentes com síndrome de Sjogren, com uma média de idades de 51,6 anos e uma relação de género de 1:10.

Os resultados do nosso estudo mostraram uma melhoria significativa da xerostomia com bochechos de azeite em 53% dos pacientes de acordo com a pontuação ESSPRI e 75% de acordo com a pontuação do Inventário de Xerostomia, com uma diferença significativa em comparação com o tratamento habitual isolado.

Nenhum estudo analisou a HO como tratamento para a xerostomia. Os resultados do nosso estudo serão comparados com outras terapias.

I. Limitações e vieses do estudo :

1. Randomização :

A simples aleatorização dos doentes utilizando uma tabela pré-estabelecida no momento da atribuição do tratamento reduziu o viés de seleção. É certamente verdade que existem tabelas de aleatorização computorizadas mais complexas. Estas permitem uma distribuição que não pode ser prevista pelo médico. No entanto, a aleatorização simples é acessível sem software específico e continua a ser igualmente válida [16].

2. Número de pacientes :

O número de doentes do nosso estudo foi de 32. Não é um número muito elevado, mas é suficiente em relação aos objectivos fixados. Este número é superior ao número necessário para os cálculos teóricos.

A SS é uma doença pouco frequente, com uma prevalência em França de 0,1 a 0,4% da população adulta e uma incidência de cerca de 4 a 5 novos casos por 100 000 habitantes. Este facto torna-a uma doença rara [1]. Não dispomos de dados de prevalência ou incidência da síndrome de Sjogren na Tunísia. No entanto, um estudo multicêntrico realizado sob a égide da Sociedade Tunisina de Medicina Interna recolheu 112 casos de síndrome de Sjogren em 9 departamentos de medicina interna entre 1990 e 2002.

Além disso, na ausência de modificação terapêutica, a boca seca manteve-se estável fora dos primeiros meses. Os doentes cujos sintomas evoluíram durante menos de 6 meses não foram incluídos.

3. Critérios de inclusão, não-inclusão e exclusão :

Os pacientes com outras causas de boca seca não incluídas nos critérios de exclusão do AECG 2002 poderiam ter sido excluídos, tais como pacientes com diabetes ou esclerodermia sistémica... Estas patologias poderiam ter afetado a interpretação dos resultados.

No entanto, nos ensaios terapêuticos da síndrome de Sjogren, estas patologias não foram excluídas.

4. Remate cruzado :

Num ensaio crossover, o sujeito recebe 2 ou mais tratamentos sucessiva ou simultaneamente por ordem aleatória. Cada doente é emparelhado consigo próprio. O tempo em que um doente participa no ensaio é dividido em 2 períodos. Durante cada um destes períodos, o doente recebe um tratamento diferente.

Por conseguinte, são possíveis duas sequências de tratamento: primeiro o tratamento estudado, seguido do tratamento de controlo, ou primeiro o tratamento de controlo, seguido do tratamento estudado.

O desenho experimental cruzado utilizado é o mais adequado para este ensaio terapêutico. Por um lado, a xerostomia na SS tem um curso crónico estável para além dos primeiros meses, durante os quais a secura oral pode piorar [1]. Não foram incluídos os doentes com sintomas que evoluíram durante menos de 6 meses.

Por outro lado, o efeito do azeite é mensurável a curto prazo.

Assim, a cronicidade da doença e a natureza mensurável do efeito do tratamento a curto prazo fazem do plano cruzado uma conceção ideal para o nosso estudo [17].

Além disso, o cross-over permitiu eliminar a variabilidade inter-individual. Isto é ainda mais importante na síndrome de Sjogren, uma doença sistémica com uma expressão clínica proteica, que pode estar associada a outras doenças auto-imunes como parte de uma síndrome de Sjogren associada.

Este tipo de emparelhamento garante uma elevada comparabilidade entre os grupos de controlo e de intervenção, uma vez que o mesmo doente passa por ambos os grupos. Apenas a variabilidade intra-individual se mantém.

A variância da medição do efeito do tratamento é assim reduzida em comparação com uma conceção com 2 grupos paralelos. A correlação entre as medições efectuadas no mesmo doente é uma condição necessária para obter uma redução da variância com a conceção cruzada.

5. Período de lavagem:

Pode ser organizado um período de wash-out entre os dois períodos. Este período permite que o tratamento administrado em primeiro lugar desapareça, juntamente com os seus efeitos.

ereemeNo nosso estudo, a HO foi aleatorizada em 1 ou 2 períodos, sem período de wash-out.

Os resultados mostraram que a resposta ao tratamento não foi influenciada pela aleatorização. Isto mostra, por um lado, que o efeito do período foi contrariado e, por outro lado, que o efeito do azeite é suspensivo e não curativo. Por conseguinte, a ausência de um período de lavagem não afectou os resultados do nosso estudo.

6. Duração do estudo :

O estudo estendeu-se por 6 meses: de janeiro a junho. A correlação dos resultados em função do mês de aplicação da HO não mostrou qualquer diferença significativa entre os pacientes que aplicaram a HO durante o inverno (de janeiro a março) e os que a aplicaram durante a primavera (entre abril e junho).

O período de verão não foi incluído no estudo, nem o período do Ramadão. Estes são períodos durante os quais a xerostomia pode piorar e a eficácia da HO poderia ter sido reduzida. Além disso, a inclusão do período de verão poderia ter influenciado a comparabilidade dos grupos através de um efeito de período.

7. Placebo :

Não foi utilizado qualquer placebo. Foi difícil encontrar um produto que se assemelhasse ao HO em todos os aspectos, tornando-o idêntico a ele. A cor e a viscosidade eram acessíveis, mas o cheiro e o sabor eram inimitáveis. O ensaio terapêutico foi efectuado sem placebo, na ausência de um placebo válido.

No entanto, poderia ter sido sugerida uma comparação com outros óleos (óleo de linhaça, óleo de amêndoa, óleo de milho, etc.).

8. Critérios de avaliação :

[ere]O objetivo primário do nosso estudo foi uma melhoria de 20% na secura oral detectada pela 1 questão de secura oral do ESSPRI e/ou uma diminuição de pelo menos 3 pontos na pontuação do Inventário de Xerostomia. O objetivo primário do nosso estudo foi subjetivo.

O aumento do número de pontuações subjectivas através da utilização das pontuações do ESSPRI e do Inventário de Xerostomia melhorou a qualidade da recolha de dados na inclusão e no acompanhamento.

A medição do fluxo salivar (estimulado ou não estimulado) tem sido utilizada em vários estudos como um parâmetro primário ou secundário para terapias locais (Aagaard 1992, Andersson 1995, Bots 2005) [18-21]. Este exame é classicamente descrito como simples, reprodutível e pouco dispendioso. Devem ser tomadas algumas precauções antes da sua realização. Os doentes não devem fumar, lavar os dentes, beber ou comer durante pelo menos uma hora antes do exame. Num copo graduado, o doente deixa fluir a sua saliva durante 5 minutos. A leitura direta das graduações do copo dá uma estimativa do fluxo de saliva. O fluxo de saliva pode ser estimulado pela mastigação ou por um sabor amargo ou ácido. O fluxo salivar normal é de 0,25 a 0,35mL/mn em repouso e de 1 a 2mL/mn após estimulação. Esta avaliação reflecte a alteração quantitativa da saliva.

De um ponto de vista prático, o fluxo de saliva é menos simples. Em primeiro lugar, deixar a saliva fluir parece simples, mas os doentes tendem a cuspir ou a engolir alguma da saliva, mesmo que não queiram. Este facto pode levar a uma variabilidade inter e intra-individual, independentemente do tratamento.

Além disso, a alteração na produção de saliva na síndrome de Sjogren é tanto quantitativa como qualitativa. Isto é apoiado pelo facto de o gene funcional não estar necessariamente correlacionado com o fluxo salivar. Um fluxo salivar satisfatório para um doente pode ser problemático para outro e vice-versa. Por isso, recomenda-se o tratamento de uma xerostomia mesmo na presença de fluxo salivar normal [21].

9. Azeite à escolha :

O azeite escolhido é um azeite extra-virgem tunisino disponível no mercado internacional, vendido numa garrafa de vidro opaco.

A amostra utilizada para a análise química do azeite foi retirada de uma garrafa de azeite comercial. Os diferentes componentes do azeite selecionado são apresentados em pormenor no anexo. O estudo das caraterísticas químicas permitiu concluir que o azeite era virgem.

A diferença entre um azeite virgem e um azeite virgem extra baseia-se essencialmente em três caraterísticas: grau de acidez, índice de peróxidos e análise sensorial [23]. O grau de acidez e o índice de peróxidos da amostra fornecida à Junta Nacional do Azeite correspondem aos níveis do azeite virgem extra. No entanto, a análise sensorial concluiu que se tratava de azeite virgem. Esta discrepância pode dever-se ao facto de terem decorrido 30 dias antes da análise da amostra de azeite entregue ao laboratório.

A qualidade do azeite pode ser afetada por factores ambientais. O azeite deve ser mantido ao abrigo da luz e a uma temperatura tão próxima quanto possível dos 15°C. Para evitar a rancidez, o azeite não deve estar em contacto direto com o ar.

A alteração do carácter do azeite de extra-virgem para virgem leva-nos a discutir dois pontos importantes. O primeiro é que os pacientes podem não ter recebido a mesma qualidade de azeite, dada a importância dos factores ambientais e das condições de armazenamento da amostra de azeite. Esta correlação não pode ser verificada a posteriori. Além disso, não é viável, na prática, verificar a qualidade do óleo de cada vez que é utilizado, pois isso exigiria uma análise sistemática de todas as amostras colhidas antes e depois da utilização. [eme] Isto leva-nos ao segundo ponto importante, que é o de salientar aos pacientes a importância de armazenar o azeite ao abrigo da luz e do calor, e também a importância de comprar pequenas garrafas de azeite para reduzir o contacto com o ar.

II. Efeitos do azeite como elixir bucal:

Os resultados do nosso estudo mostraram uma melhoria significativa da xerostomia com bochechos de azeite em 53% dos pacientes de acordo com a pontuação ESSPRI e 75% de acordo com a pontuação do Inventário de Xerostomia, com uma diferença significativa em comparação com o tratamento habitual isolado. A hipótese formulada foi assim confirmada.

Vários parâmetros confirmam que a melhoria observada se deve efetivamente ao efeito da aplicação da HO e não ao acaso ou a um efeito placebo. Em primeiro lugar, esta melhoria é muito superior à melhoria de 30% no caso de um efeito placebo [24].

Para além disso, as pontuações de dor e fadiga do ESSPRI mantiveram-se estáveis sob HO e tratamento habitual apenas. Isto apoia o facto de que a melhoria das pontuações de secura oral se deveu ao tratamento e não a um efeito placebo ou ao acaso.

Além disso, a pontuação do Inventário de Xerostomia contém 11 perguntas. Quatro delas estão diretamente relacionadas com a xerostomia, que considerámos no capítulo anterior como um Inventário de Mini-Xerostomia. A diminuição do Inventário de Mini-Xerostomia é sobreponível à diminuição total da pontuação do Inventário de Xerostomia. Isto prova que a variação do score é secundária à melhoria da xerostomia e não aos outros itens como a secura cutânea, disfagia, xerorhinia e xeroftalmia.

Os resultados mostraram uma maior percentagem de melhoria no Inventário de Xerostomia do que no ESSPRI, com 75 e 53% dos doentes, respetivamente. Oito pacientes em que a pontuação do ESSPRI não melhorou tiveram uma diminuição significativa na pontuação do Inventário de Xerostomia.

Esta diferença pode ser explicada pelo número de perguntas contidas em cada questionário. A pontuação do ESSPRI contém uma única pergunta global sobre a boca seca, enquanto o Inventário de Xerostomia explora mais pormenorizadamente os diferentes aspectos da xerostomia e fornece classificações de gravidade.

Para além disso, esta discrepância pode ser explicada pela dificuldade que os pacientes têm em expressar as suas queixas em números. A pontuação ESSPRI utiliza números, enquanto o Inventário de Xerostomia utiliza palavras. É mais fácil para os pacientes traduzirem as suas queixas em palavras. Este gene era palpável durante as diferentes entrevistas. Vários pacientes pediram-nos que lhes recordássemos o número que lhes tinha sido atribuído na consulta anterior, para lhes atribuir uma pontuação mais ou menos elevada, consoante considerassem que a situação tinha melhorado ou piorado. Esta informação não foi comunicada ao doente.

O exame da cavidade oral mostrou uma melhoria significativa da queilite das comissuras labiais, do eritema e da secura da mucosa oral sob HO.

III. Propriedades farmacológicas do azeite :

Os resultados positivos do nosso estudo poderiam ser explicados pelas diferentes caraterísticas farmacológicas do azeite.

A nível externo, o azeite tem propriedades emolientes e suavizantes. A sua ação lubrificante nas membranas mucosas e na pele ajuda a melhorar a secura da boca e a pilosidade [7].

O sabor é um estímulo salivar oral importante na fisiologia da secreção salivar. O azeite, sendo rico em sabores, representa um importante estímulo salivar. Além disso, o sabor amargo, em particular, provoca hipersialorreia reflexa. Este amargor é ainda mais pronunciado se as azeitonas forem apanhadas cedo [25].

O azeite tem propriedades anti-inflamatórias. O oleocanthal, o principal componente do azeite, tem uma atividade semelhante à do ibuprofeno. O oleocanthal pode inibir a ciclo-oxigenase através da sua atividade anti-COX-1 e anti-COX-2 [26].

Um estudo efectuado em doentes coronários estáveis mostrou que o consumo diário regular de 50 ml de azeite refinado durante 2 períodos de 3 semanas, precedidos de 2 semanas de wash-out, reduziu os biomarcadores da inflamação, como a IL-6 e a PCR. Foi demonstrado que os compostos fenólicos do azeite reduzem certos mediadores inflamatórios, como a IL-6, o TNF alfa, a IL-1 beta e a PGE2 [27,28].

Dois estudos clínicos mostraram uma redução significativa das concentrações plasmáticas de tromboxano B2 e de leucotrienos B4 em indivíduos saudáveis ou dislipidémicos que consumiram regularmente azeite. Esta redução foi mais acentuada nos indivíduos que consumiram azeite virgem extra [29,30].

O HO tem uma ação antioxidante através de vários componentes, incluindo tocoferóis (vitamina E), compostos fenólicos (tirosol e hidroxitirosol), seco-iridóides (oleuropeína, desmetileuropeína e ligstrosídeo), carotenóides (betacaroteno) e lignanos (acetoxipinoresinol e pinoresinol), que têm atividade antioxidante tanto in vitro como in vivo [31-38].

Esta riqueza em antioxidantes explica-se pelo facto de o fruto estar exposto ao ar e, por conseguinte, ter de se defender do oxigénio. O azeite virgem, que não foi objeto de qualquer refinação ou tratamento industrial, é particularmente rico em antioxidantes.

O azeite, com as suas propriedades emolientes, anti-inflamatórias e anti-oxidantes, demonstrou melhorar a xerostomia em doentes com síndrome de Sjogren.

A resposta avaliada pelo ESSPRI e pelo Inventário de Xerostomia ao azeite não foi influenciada pela síndrome de Sjogren primária ou secundária, pelo mês de aplicação do azeite, pela gravidade da xerostomia, pelo perfil imunológico, pelo tratamento, pela fadiga, pela dor ou pela pontuação da EVA na inclusão. Não houve correlação entre a resposta ao tratamento e outras condições extra-glandulares.

Isto significa que o azeite pode ser utilizado em todos os pacientes com síndroma de Sjogren, quer primária quer secundária, independentemente da gravidade da xerostomia e de outras manifestações clínicas da doença, durante todo o ano.

IV. Comparação do azeite de oliva como colutório com outros tratamentos locais :

Foram estudados vários tratamentos locais para a xerostomia, mas os dados não foram suficientes para recomendar uma das moléculas ou preparações.

Foram testadas várias apresentações: elixir bucal, pastilha, gel, spray, pastilha elástica, disco mucoadesivo ou sistemas de mucosecreção.

erO primeiro ensaio controlado publicado de um tratamento para a xerostomia foi o de Kestov et al [39] em 1981. Os autores compararam uma saliva artificial contendo 2% de carboximetilcelulose (CMC) com um colutório placebo (glicerina + limão). Cento e quarenta e oito pacientes com SS foram distribuídos aleatoriamente em 2 grupos paralelos. Após 12 dias de aplicação, foram avaliados a xerostomia, a frequência de utilização e o desejo de continuar o tratamento. Os dados não revelaram qualquer benefício em termos de melhoria da xerostomia (21% dos pacientes com CMC e 5% com glicerina) ou de desejo de continuar o tratamento.

Em 1982, Donatsky et al [40] efectuaram um estudo cruzado em 15 doentes com SS. Os doentes foram divididos aleatoriamente em 3 grupos: 2 grupos que utilizaram sprays e um grupo placebo (água). Um dos sprays continha CMC, sorbitol, glicerina, limão, sal e conservantes. [eme]Os dois sprays tinham a mesma composição, exceto a CMC. O objetivo primário foi a redução da xerostomia e a preferência do doente. Os resultados mostraram que, após 2 semanas de tratamento, não houve diferença entre os 2 sprays relativamente à xerostomia. O spray contendo CMC resultou numa redução não significativa da xerostomia em comparação com o placebo. No entanto, os doentes preferiram o spray contendo CMC ao spray de base.

Gravenmade [41], em 1993, comparou 42 doentes com SS utilizando uma pastilha de mucina versus placebo num estudo cruzado aleatório com um período de eliminação de 2 semanas. Não houve diferença significativa entre os produtos no que respeita à xerostomia e ao número de pastilhas utilizadas. Os doentes preferiram a pastilha de mucina. É importante notar, no entanto, que este estudo teve uma relação sexual inversa no que diz respeito à patologia (41 homens e apenas uma mulher), o que indica um viés de seleção que dificulta a interpretação dos resultados obtidos.

Em 1996, Van der Reijden [42] efectuou um estudo cruzado em 43 doentes com SS, utilizando 3 substitutos artificiais da saliva versus placebo. Os 3 substitutos de saliva contendo carbopol, xantana ou ortana foram usados durante 1 semana. Para além dos critérios subjectivos (xerostomia por EVA, preferência do doente, desejo de continuar o tratamento atribuído), este estudo avaliou critérios objectivos (fluxo salivar estimulado e não estimulado). Nenhum spray foi eficaz.

Andersson [43] em 1995 comparou o efeito do spray de óleo de linhaça durante 3 semanas versus CMC num ensaio cruzado envolvendo 20 pacientes com xerostomia secundária à radioterapia. O fluxo salivar foi estudado para além de critérios subjectivos. Os autores relataram uma melhor resposta quando o óleo de linhaça foi utilizado, com uma diferença significativa: melhoria da xerostomia e redução da placa dentária. Para além disso, os doentes preferiram o óleo de linhaça à CMC, com uma diferença significativa.

Outra equipa estava interessada no óleo de linhaça. Em 2001, Johansson [44] realizou um ensaio terapêutico cruzado em 33 pacientes com SS, avaliando o colutório de óleo de linhaça versus óleo de linhaça combinado com clorexidina. Os colutórios foram aplicados duas vezes por dia durante 3 semanas, com um período de eliminação de 3 semanas. Os autores registaram uma melhoria da xerostomia com ambos os produtos, bem como uma melhoria dos problemas de fala e da sensação de ardor apenas com o óleo de linhaça.

Foram igualmente estudados outros óleos vegetais:

O óleo de colza foi utilizado num ensaio terapêutico cruzado realizado em 2005 pela equipa de Momm [45]. Cento e vinte e três pacientes com xerostomia secundária à radioterapia foram aleatoriamente selecionados para receber óleo de colza, spray de CMC, gel de aloé vera ou spray de mucina durante 4 semanas. Os resultados mostraram uma melhoria com os 4 produtos propostos em comparação com a linha de base, mas sem diferença significativa entre eles.

A pilocarpina foi utilizada sob a forma de pastilha por Taweechaisupapong et al [46] em 2006. Este foi um ensaio cruzado controlado por placebo em 33 doentes que tinham sido submetidos a irradiação da cabeça e do pescoço. Os doentes foram observados em 4 ocasiões durante 3 horas depois de tomarem um comprimido de pilocarpina de 3 ou 5 mg. Foi efectuada uma avaliação da VAS da xerostomia e do fluxo salivar. Verificou-se uma melhoria significativa da secura da boca e da produção de saliva. Não se registaram diferenças significativas na dificuldade de fala e na dor oral.

Os colutórios de pilocarpina foram estudados contra solução salina a 0,9% durante 4 semanas por Kim et al [47] em 2013. Sessenta pacientes com uma xerostomia de qualquer etiologia durante 3 meses foram distribuídos aleatoriamente em 2 grupos. Não houve diferença significativa entre os dois grupos no que respeita à boca seca, ao acordar à noite para beber água ou ao fluxo salivar.

O sistema de higiene oral Xerostomia system ® é composto por um dentífrico e um colutório que contêm azeite, betaína, xilitol, flúor, vitamina E e vitamina B5. Num estudo realizado por Ship [48] em 2007, o sistema Xerostomia ® mostrou uma melhoria significativa na xerostomia e sede em comparação com o tratamento habitual. No entanto, os pacientes com SS foram excluídos deste estudo.

Por conseguinte, não existem provas suficientes para recomendar qualquer um destes tratamentos locais.

Quadro XXXX: Diferentes tratamentos locais para a xerostomia.

Autor Uma necessidade	Kestov 1981	Donastsky 1982	Gravenmade 1993	Andersson 1995	Van der reijden 1996	Johansson 2001	Momni 2005	Taweechaisupapong 2006	Kim 2013	O nosso estudo HOSS
Molécula	CMC*	CMC*	Mucina	Óleo de linhaça	Carbopol Xantana Orthana	Óleo de linhaça cloro-hexidina	Óleo de colza CMC/Al oe Vera/ Mucina	Pilocarpina	Pilocarpina	Azeite
Apresentação	Saliva artificial	Pulverizar	Pastilha	Pulverizar	Saliva artificial	Elixir bucal	Pulverizar Gel	Pastilha	Elixir bucal	Elixir bucal
N	148	15	42	20	43	33	123	33	60	32
SS+/Outros	Sim/Não	Sim/Não	Sim/Não	Não/Sim	Sim/Não	Sim/Não	Não/Sim	Não/Sim	Sim/Sim	Sim/Não
Tipo de estudo	Paralelo	Paralelo	Cruz	Cruz	Cruz	Cruz	Cruz	Cruz	Paralelo	Cruz
Duração (dias)	12	14	14	21	7	21	28	10	28	21
Placebo	Sim	Sim	Sim	Não	Sim	Não	Não	Sim	Sim	Não
Aleatorização	Sim	Sim	Sim	Sim	Sim	Sim	Sim	Sim	Sim	Sim
Lavagem	Não	Não	Sim	Sim	Sim	Sim	Não	Sim	Não	Não
Critérios de avaliação	Subjetivo	Subjetivo	Subjetivo	Subjetivo + Objetivo	Subjetivo Objetivo	Subjetivo	Subjetivo	Subjetivo + Objetivo	Subjetivo + Objetivo	Subjetivo
Melhoria	Sim	Sim	Sim	Sim	Não	Sim	Sim	Sim	Sim	Sim
Significativa	Não	Não	Não	Sim	Não	Não	Não	Sim	Não	Sim

V. Comparação do azeite como elixir bucal versus tratamentos orais :

A pilocarpina oral e a cevimelina são consideradas os dois medicamentos mais eficazes para o tratamento da xerostomia na síndrome de Sjogren [49].

1. Eficiência :

1.1. Pilocarpina :

A pilocarpina oral demonstrou ser eficaz contra a xerostomia.

Trezentos e setenta e três pacientes com uma idade média de 55 anos foram distribuídos aleatoriamente em 3 grupos: pilocarpina 2,5 mg 4 vezes/dia (n=121), pilocarpina 5 mg 4 vezes/dia (n=127) e placebo (n=125) durante 12 semanas [50]. O objetivo primário foi a percentagem de respondedores definida como tendo uma pontuação VAS entre 55 e 100 mm para melhoria global da xerostomia e do desconforto oral. A melhoria na xerostomia com 20 mg de pilocarpina foi de 63,1% e no desconforto oral de 52,1%, com uma diferença significativa em comparação com o placebo. Não se registou qualquer melhoria no fluxo salivar basal, mas verificou-se um aumento significativo do fluxo salivar após 30, 60 e 90 minutos de administração de 5 mg de pilocarpina.

Um outro estudo analisou a pilocarpina. Duzentos e cinquenta e seis doentes com uma idade média de 57 anos foram divididos aleatoriamente em 2 grupos: pilocarpina numa dose de 5 a 7,5 mg 4 vezes/dia (n=128) e placebo (n=128) [51]. A dose inicial foi de 5mg 4 vezes/dia durante 6 semanas. Esta dose foi aumentada para 7,5 mg 4 vezes/dia durante as 6 semanas seguintes. A melhoria global da xerostomia e do desconforto foi de 57,4% e 60,7%, respetivamente. emeO fluxo salivar medido 60 minutos após a dose foi maior com a pilocarpina do que com o placebo.

1.2. Cevimeline :

Em 2002, Petrone et al [52] efectuaram um estudo aleatório controlado em dupla ocultação sobre a cevimelina versus placebo em 197 doentes que receberam 15 ou 30 mg de cevimelina 3 vezes por dia ou placebo durante 12 semanas. O objetivo primário foi a satisfação do doente com uma resposta "melhorada, estável ou piorada". O resultado secundário foi uma avaliação VAS da sensação geral na boca, secura da boca, secura da língua, capacidade de falar sem beber água, capacidade de mastigar e engolir alimentos e sono. Sessenta e seis por cento dos doentes apresentaram uma melhoria da xerostomia com a cevimelina 90 mg por dia, com uma diferença significativa em comparação com o placebo e o grupo da cevimelina 45 mg por dia (melhoria de 45%). A avaliação EVA mostrou uma melhoria significativa em relação ao placebo no grupo da cevimelina 90 mg por dia para a sensação geral da boca, boca seca e capacidade de falar sem beber.

Fife et al [53] efectuaram um estudo aleatório, controlado por placebo e em dupla ocultação da cevimelina em 2002. Foram incluídos 75 doentes com SS e divididos em 3 grupos, cada um recebendo 30 mg de cevimelina 3 vezes por dia (n=25) ou 60 mg de cevimelina 3 vezes por dia (n=27) ou placebo (n=23) durante 6 semanas. O parâmetro de avaliação primário foi a melhoria da xerostomia, avaliada pelo doente como "melhorada, estável ou piorada" e uma avaliação VAS da sensação geral da boca, secura da boca, secura da língua, capacidade de falar sem beber água, capacidade de mastigar e engolir alimentos e sono. Registou-se uma melhoria da sensação de boca seca em 76% dos doentes que tomaram 90 mg de cevimelina e em 67% dos doentes que tomaram 180 mg de cevimelina, com uma diferença significativa em relação ao placebo. Uma melhoria na sensação geral de boca, boca seca e língua seca com uma diferença significativa em comparação com o placebo.

O nosso estudo mostrou que o azeite de oliva em colutórios proporciona uma taxa de resposta comparável a 20 mg de pilocarpina e 90 mg de cevimelina. A vantagem considerável do HO como colutório em relação a estas duas moléculas é a ausência de efeitos adversos. No entanto, é necessário efetuar um estudo que compare o azeite com a pilocarpina e a cevimelina, a fim de comparar melhor a eficácia e a tolerância destas três moléculas.

2. Tolerância :

2.1. Pilocarpina :

Dos 373 pacientes, 19 pacientes no grupo da pilocarpina 10 mg, 17 no grupo da pilocarpina 20 mg e 13 no grupo do placebo interromperam o tratamento prematuramente [50]. Os acontecimentos adversos encontrados foram: hipersudação (7,2% com placebo, 10,7% e 43,3% com 10 e 20 mg de pilocarpina, respetivamente), frequência urinária (1,6% com placebo, 10,7% e 9,5% com 10 e 20 mg de pilocarpina, respetivamente), rubor vasomotor (1,6% com placebo, 1,7% e 9,5% com 10 e 20 mg de pilocarpina, respetivamente).

No segundo estudo de avaliação da pilocarpina, efectuado em 256 doentes, 19 deixaram de tomar a pilocarpina prematuramente e 20 no grupo do placebo. Os eventos adversos incluíram hipersudação (64,1% versus 7% no grupo placebo), frequência urinária (14,8% versus 5,5%), rubor (9,4% versus 3,1%) e calafrios (8,6% versus 0,8%). Não foram registadas mortes ou acontecimentos graves relacionados com o tratamento [51].

Estes diferentes efeitos indesejáveis devem-se à farmacodinâmica do composto. O seu efeito parassimpático dependente da dose obriga a tomar precauções em caso de asma, doenças cardiovasculares, úlcera péptica, litíase biliar e perturbações cognitivas ou psiquiátricas subjacentes.

A pilocarpina está contra-indicada em doentes com asma mal controlada, iridociclite, glaucoma de ângulo fechado, gravidez ou aleitamento. Devem também ser tomadas precauções em doentes com insuficiência renal ou disfunção hepática.

2.2. Cevimeline :

Relativamente à cevimelina, no estudo de Petrona et al [52] que incluiu 197 doentes, 162 ou 82,2% tiveram pelo menos um acontecimento adverso: 48,8% dos doentes que tomaram 30 mg de cevimelina e 30,8% dos doentes que tomaram 15 mg. Os acontecimentos mais frequentes foram náuseas, hipersudação, dor abdominal e cefaleias. Estes acontecimentos adversos levaram à interrupção do tratamento em 16,1% dos casos com cevimelina 30 mg, 13,5% com 15 mg e 4,3% com placebo.

No estudo realizado por Fifa et al [53], 14 dos 75 doentes abandonaram o estudo devido a reacções adversas a medicamentos: 9 doentes no grupo de 60 mg, 4 no grupo de 30 mg e 1 doente no grupo placebo. Todos os doentes do grupo da cevimelina 60 mg registaram pelo menos um evento adverso. As principais queixas foram hipersudação, náuseas, dores de cabeça, diarreia, vómitos e tonturas.

Estes efeitos indesejáveis continuam a ser um fator limitativo importante para estes medicamentos, que são prescritos a doentes cuja qualidade de vida é afetada pela própria doença. Além disso, enquanto se aguarda a cura da SS, estas terapias sintomáticas são prescritas a longo prazo. O efeito indesejável é assim mantido pelo uso crónico do medicamento. A inocuidade do azeite como elixir bucal é uma vantagem considerável, que apoia o seu lugar num plano terapêutico a longo prazo. Trata-se de um produto alimentar quotidiano, muito apreciado pelos nutricionistas.

3. Custo e disponibilidade :

Outra vantagem da HO em relação à pilocarpina e à cevimelina é o custo do produto. O Salagen® (pilocarpina) custa cerca de 150 euros por mês, ou seja, 370 dinares tunisinos por mês. O Evorax® (cevimelina) custa 178 dólares por mês, ou seja, 392 dinares tunisinos por mês. Um elixir bucal à base de azeite, aplicado duas vezes por dia, custa 3 dinares tunisinos por mês. A grande diferença entre as duas moléculas de referência e o HO é muito atractiva do ponto de vista económico em tempos de crise.

Além disso, a disponibilidade do HO em comparação com a pilocarpina e a cevimelina torna-o um concorrente sério, especialmente no nosso país, onde as duas moléculas não estão disponíveis.

VI. Xadrez :

No nosso estudo, a xerostomia não melhorou com os elixires de azeite em 6 pacientes. Não houve diferenças epidemiológicas, clínicas ou imunológicas significativas entre os pacientes que melhoraram ou não melhoraram com o azeite.

A qualidade do azeite foi avaliada pelo conselho nacional do azeite como virgem e não como virgem extra. Este facto sugere que os pacientes podem não ter recebido a mesma qualidade de azeite. Este facto não pode ser verificado a posteriori.

A adesão terapêutica foi considerada boa para todos os doentes. No entanto, uma avaliação da quantidade de óleo utilizada teria sido um melhor reflexo do cumprimento da aplicação do elixir bucal.

Podem ser sugeridas modificações terapêuticas. Uma colher de HO foi aplicada duas vezes por dia como um colutório de 5 minutos durante 3 semanas. Os doentes que não responderam a este regime podem ser convidados a aumentar a frequência, a quantidade ou a duração da aplicação de HO. As anomalias da cavidade oral que não melhoraram com os elixires de azeite foram: fissuras da língua (12/25), atrofia papilar (7/24) e cáries dentárias (0/28). As fissuras da língua e a atrofia papilar são complicações graves da boca seca. O seu tratamento é difícil. É necessária uma avaliação a longo prazo do azeite. No que diz respeito às cáries, o fracasso do azeite como elixir bucal continua a ser lógico, uma vez que estas só podem ser erradicadas por tratamento dentário.

A fadiga e a dor mantiveram-se estáveis durante o ensaio clínico. O azeite de oliva como tratamento tópico não pode atuar sobre estes dois componentes. A estabilidade destes dois componentes apoia a objetividade das respostas dadas pelo paciente e argumenta contra um efeito placebo.

Não se verificou uma melhoria significativa na pontuação VAS que avalia a atividade global da doença durante o nosso estudo, apesar da melhoria da xerostomia em alguns doentes. Isto pode ser explicado pela ausência de melhorias nos outros problemas sistémicos não afectados pelo tratamento, nomeadamente a fadiga, a dor e a artralgia. A ausência de melhoria na pontuação ESSPRI para a fadiga e a dor apoia esta hipótese.

VII. Perspectivas:

Sugerimos a utilização do equivalente a uma colher de chá de HO como colutório durante pelo menos 5 minutos, 2 ou 3 vezes por dia, combinada com a aplicação, utilizando a quantidade retirada da colher de chá e a ponta do dedo, de HO nos lábios com a mesma frequência.

Recomendamos a compra de pequenas garrafas de vidro opaco de HO extra-virgem tunisino. Os frascos de HO devem ser mantidos ao abrigo do calor. A importância de conservar o HO deve ser sublinhada aos pacientes.

A melhoria da secura bucal com um elixir de azeite leva-nos a considerar outras perspectivas terapêuticas.

Podem ser propostos estudos que comparem os diferentes tipos de HO tunisinos, a fim de avaliar a eficácia e a tolerância de cada um deles.

Um estudo da equipa de Creuzot [54] mostrou uma melhoria da xeroftalmia após o consumo regular de ácidos gordos polinsaturados, um composto rico em azeite. Isto permitiria combinar o consumo de azeite com colutórios para atuar sobre a xeroftalmia e a xerostomia.

Estudos experimentais em animais mostraram que a administração de uma dieta rica em azeite reduz a proliferação de linfócitos, inibindo a produção de citocinas e reduzindo a atividade dos Natural Killer. Um ensaio terapêutico efectuado em voluntários saudáveis mostrou que uma infusão rica em emulsão de azeite durante 6 horas reduzia a proliferação de linfócitos.

Outro estudo mostrou que os ácidos gordos insaturados presentes na HO podem modular a linfoproliferação induzida [55,56].

Estudos realizados em animais sugerem que uma dieta rica em azeite reduz a proliferação de linfócitos, inibe a produção de citocinas e reduz a atividade das células assassinas naturais. Esta atividade imunomoduladora baseia-se, em parte, nos ácidos gordos insaturados contidos no azeite.

Pensa-se que reduzem a linfoproliferação induzida por mitogénios específicos dos linfócitos B e T [57,58].

Esta ação imunomoduladora poderia ter um impacto na atividade de uma patologia cuja fisiopatologia é a linfoproliferação.

Além disso, o consumo de HO reforçaria assim o sistema imunitário contra os ataques de microrganismos. Um estudo demonstrou que a oleuropeína tem uma atividade imunomoduladora, promovendo a fagocitose e inibindo as citocinas pró-inflamatórias [59].

Várias moléculas estudadas, como a pilocarpina local e os granulados de mucina, mostraram-se eficazes contra a xerostomia, qualquer que seja a sua etiologia (envelhecimento, medicamentos, pós-radioterapia). Graças à sua segurança e disponibilidade, a utilização do azeite pode ser alargada a outras causas de xerostomia. No entanto, são necessários mais ensaios terapêuticos para avaliar o efeito da HO nestas diferentes situações clínicas.

5 CONCLUSÕES

A síndrome de Sjogren é uma doença sistémica autoimune cujo quadro clínico é dominado por uma síndrome de boca e olhos secos. As manifestações clínicas da SS são múltiplas e variam em gravidade, mas a síndrome seca continua a ser a principal queixa funcional do doente. Estão disponíveis terapias locais, mas não são muito eficazes. As terapias gerais, em particular a pilocarpina e a cevimelina, são atualmente recomendadas, mas podem ter efeitos adversos e não estão disponíveis na Tunísia. No contexto da fitoterapia ancestral, alguns doentes com SS experimentaram a HO para aliviar a sua boca seca. Este facto levou-nos a utilizar a HO como tratamento local para a xerostomia em doentes com síndrome de Sjogren.

O objetivo do estudo **HOSS** foi avaliar o efeito do colutório com azeite de oliva na xerostomia em pacientes com Síndrome **de Sjogren**.

A hipótese era que os elixires bucais HO combinados com o tratamento habitual melhoravam significativamente a xerostomia em pelo menos 40% dos pacientes, com uma diferença significativa em comparação com o tratamento habitual isolado.

Este foi um estudo prospetivo, aleatório, simples-cego, cruzado, em dois centros, que envolveu 32 doentes com síndrome de Sjogren primária ou associada, com mais de 6 meses de evolução, diagnosticada de acordo com os critérios AECG de 2002 e com uma xerostomia de 5 ou mais de acordo com a pontuação ESSPRI.

Depois de darem o seu consentimento, os doentes foram distribuídos aleatoriamente por 2 grupos. [ereeme]Os doentes aleatorizados A receberam azeite como elixir bucal em combinação com o seu tratamento habitual durante 1 período e o seu tratamento habitual sozinho durante 2 períodos. Os períodos foram invertidos no caso da aleatorização B.

O azeite escolhido foi um azeite extra-virgem tunisino disponível no mercado internacional, vendido numa garrafa de vidro opaca. Foi dada uma amostra a cada participante num frasco de vidro de 120 ml. Cada paciente utilizou o equivalente a uma colher de chá de azeite como elixir bucal durante pelo menos 5 minutos, duas vezes por dia, de manhã e à noite, durante 3 semanas. Aplicaram também a mesma quantidade de HO nos lábios com as pontas dos dedos, com a mesma frequência que a colher de chá.

[ere]O objetivo primário do nosso estudo foi uma melhoria de 20% na boca seca detectada pela pergunta 1 do ESSPRI e/ou uma diminuição de pelo menos 3 pontos na pontuação do Inventário de Xerostomia.

Os objectivos secundários foram a melhoria de uma anomalia encontrada no exame da cavidade oral e uma redução da VAS de 25 mm. Estas avaliações foram efectuadas na inclusão, 3 semanas e 6 semanas pelo mesmo observador.

Os resultados mostraram uma melhoria da xerostomia em 17 pacientes de acordo com a pontuação ESSPRI e em 26 pacientes de acordo com a pontuação Xerostomia Inventory, ou seja, 53% e 75% dos pacientes, respetivamente, com uma diferença significativa em comparação com o tratamento habitual isolado. O exame da cavidade oral mostrou uma melhoria com uma diferença significativa na queilite nas comissuras labiais, no eritema da língua e na secura da mucosa labial em 81%, 75% e 63% dos doentes, respetivamente.

As limitações do nosso estudo são essencialmente representadas pela ausência de um placebo, a ausência de um período de wash-out e a não inclusão do período de verão no estudo. Nenhum placebo era válido porque o cheiro e o sabor eram inconfundíveis. O ensaio terapêutico foi efectuado sem placebo na ausência de um placebo válido. Poderia ter sido introduzido entre os dois períodos um período de wash-out que permitisse o desaparecimento do tratamento administrado em primeiro lugar, bem como dos seus efeitos.

No entanto, os resultados mostraram que a resposta ao tratamento não foi influenciada pela aleatorização. Assim, a ausência de um período de washout não afectou os resultados do nosso estudo. A inclusão do período de verão poderia ter influenciado a comparabilidade dos grupos através de um efeito de período. Por esta razão, o período de verão foi excluído.

Os resultados permitiram-nos confirmar o efeito benéfico do azeite como colutório na xerostomia. Este efeito benéfico foi independente da natureza primária ou associada da SS, da severidade da xerostomia, do mês de aplicação do azeite, do perfil imunológico, do tratamento, da fadiga, da dor e da pontuação VAS na inclusão. Não foi encontrada qualquer correlação entre a resposta ao tratamento e outras perturbações extra-glandulares.

As propriedades emolientes e suavizantes do azeite explicam o efeito benéfico na xerostomia. O sabor do azeite estimula diretamente a secreção salivar.

O azeite tem também propriedades anti-inflamatórias e anti-oxidantes graças a uma série de componentes, incluindo o olecanthal, que tem uma atividade semelhante à do ibuprofeno e pode inibir a ciclo-oxigenase através da sua atividade anti-COX-1 e anti-COX-2, tocoferóis, compostos fenólicos, seco-iridóides, carotenóides e lignanos, que têm atividade antioxidante tanto in vitro como in vivo.

No decurso da SS, foram estudadas outras terapêuticas locais: carboximetilcelulose (CMC), mucina, carbopol, xantana, ortana e pilocarpina. Os óleos vegetais, como o óleo de linhaça e o óleo de colza, foram utilizados como tratamentos locais. Foram também avaliadas outras preparações mais complexas. As apresentações mais comuns foram colutórios, sprays, gomas de mascar e pastilhas.

Estes estudos foram efectuados em doentes com síndrome de Sjogren ou outra causa de xerostomia, como a radioterapia da cabeça e do pescoço, ou em doentes idosos. No entanto, os dados eram insuficientes para recomendar estes tratamentos locais, quer porque a melhoria não era significativa, quer porque o número de doentes era insuficiente.

A pilocarpina e a cevimelina orais são consideradas as duas moléculas mais eficazes. A percentagem de melhoria da xerostomia é de cerca de 60% para a pilocarpina e de 65% para a cevimelina. No entanto, os efeitos indesejáveis devidos às propriedades farmacológicas dos dois medicamentos continuam a ser significativos: sudação, dores abdominais, polaciúria, rubor vasomotor, náuseas, cefaleias, etc.

A pilocarpina e a cevimelina custam 150 euros (370 dinares tunisinos) e 178 dólares (392 dinares tunisinos) por mês, respetivamente. Além disso, o salagen® (pilocarpina) e o evorax® (cevimelina) não estão disponíveis na Tunísia.

O azeite como colutório deu uma taxa de resposta comparável a 20 mg de pilocarpina e 30 mg de cevimelina. A vantagem considerável do azeite como colutório em relação a estas duas moléculas é a ausência de efeitos adversos. Além disso, a sua disponibilidade e o seu baixo custo fazem dele uma alternativa terapêutica séria num projeto a longo prazo.

No nosso estudo, a xerostomia não melhorou com os colutórios de azeite em 6 doentes, sem diferença do perfil clínico dos doentes que melhoraram com o azeite. Este insucesso pode sugerir uma má adesão à terapêutica, que foi negada pelos doentes. No entanto, uma avaliação da quantidade de azeite utilizada teria sido um melhor reflexo do cumprimento da aplicação do colutório. A qualidade do óleo foi avaliada pelo conselho nacional do óleo como virgem em vez de virgem extra. Este facto sugere que os doentes podem não ter recebido a mesma qualidade de óleo, dependendo das condições de armazenamento e embalagem.

Aos doentes que falham pode ser proposta uma terapia intensificada. Pode ser proposto um aumento da frequência, da quantidade ou da duração da HO.

As fissuras da língua, a atrofia papilar e as cáries dentárias não melhoraram com o colutório de azeite. É necessário um tratamento mais específico.

A fadiga e a dor mantiveram-se estáveis durante o ensaio clínico. O azeite de oliva como tratamento tópico não pode atuar sobre estes dois componentes. A ausência de melhorias na pontuação VAS que avalia a atividade global da doença pode ser explicada pela ausência de melhorias noutras condições sistémicas. Este facto reforça os resultados do nosso estudo, excluindo o efeito placebo.

Com base nos resultados do nosso estudo, sugerimos a utilização do equivalente a uma colher de chá de HO como colutório durante pelo menos 5 minutos, 2 ou 3 vezes por dia, combinada com a aplicação de mais HO nos lábios com a mesma frequência, utilizando a quantidade retirada da colher de chá e a ponta do dedo.

Recomendamos a compra de pequenas garrafas de vidro opaco de AZEITE VIRGEM extra tunisino. As garrafas de HO devem ser mantidas ao abrigo do calor. Os doentes devem ser sensibilizados para a importância da conservação do HO.

A melhoria da secura bucal com um elixir de azeite leva-nos a considerar outras perspectivas terapêuticas.

O consumo regular de ácidos gordos polinsaturados ricos em azeite demonstrou melhorar a xeroftalmia. Isto permite-nos combinar o consumo de azeite com bochechos para atuar sobre a xeroftalmia e a xerostomia.

Estudos experimentais efectuados em animais avaliaram os benefícios de uma dieta rica em azeite. Os resultados mostraram uma redução da proliferação dos linfócitos com inibição da produção de citocinas, uma redução da atividade dos Natural Killer, uma redução da proliferação dos linfócitos com uma ação imunomoduladora. O consumo de HO contribui assim para reforçar o sistema imunitário contra os ataques dos microrganismos.

Além disso, várias das moléculas estudadas são eficazes contra a xerostomia, independentemente da sua etiologia. Graças à sua segurança, disponibilidade e baixo custo, a utilização do azeite pode ser alargada a outras causas de xerostomia. No entanto, são necessários mais ensaios terapêuticos para avaliar o efeito do azeite nestas diferentes indicações.

REFERÊNCIAS

1. Mariette X. Síndrome de Gougerot-Sjogren In: Guillevin L, Meyer O, Sibilia J, dir. Traite des maladies et syndromes systemiques. Paris: Flammarion Medecine- Sciences; 2008. P483-515.

2. Varoquier C, Salmon J, Sibilia J, Gottenberg J. Critérios de diagnóstico da síndrome de Sjogren. Rev Prat. 2012;62(2):225-8.

3. Vitali C, Bombardieri S, Jonsson R, Moutsopoulos H, Alexander E, Carsons S et al. Classification criteria for Sjogren's syndrome: a revised version of the European criteria proposed by the American-European Consensus Group. Ann Rheum Dis. 2002;60:554-8.

4. La Production [Em linha]. Office National de I'Huile [citado 02/06/2016] ; [cerca de 3 ecrãs]. Disponível em URL: http://www.onh.com.tn/index.php/fr/2016-05-23-14-44- 46/la-production

5. Gigon F, Le Jeune R. Azeite de oliveira, Olea europaea L.. Phytotherapie. 2010;8:129-35.

6. Ghedira K. A oliveira. Fitoterapia. 2008;6:83-9.

7. Bruneton J. Pharmacognosie Phytochimie Plantes medicinales. 3 ^{eme}edição. Paris: Technique et Documentation; 1999.

8. Breton C. Reconstruction de I'histoire de I'olivier (Olea europaea subsp. Europaea) et de son processus de domestication en region mediterraneenne, etudies sur des bases moleculaires [These]. Biologie des populations et ecologie: Aix-Marseille; 2006. 95p.

9. Gondouin A, Manzoni P, Ranfaing E, Brun J, Cadranel J, Sadoun D et al. Exogenous lipid pneumonia: a retrospective multicentre study of 44 cases in France. Eur Respir J. 1996;9(7):1463-9.

10. Alomirah H, Al-Zenki S, Husaln A, Sawaya W, Ahmed N, Gevao B et al. Benzo[a]pyrene and total polycyclic aromatic hydrocarbons (PAHs) levels in vegetable oils and fats do not reflect the occurrence of the eight genotoxic PAHs. Food Addit Contam Part A Chem Anal Control Expo Risk Assess. 2010;27(6):869-78.

11. Rodnguez-Acuna R, del Carmen Perez-Camino M, Cert A, Moreda W. Polycyclic aromatic hydrocarbons in spanish olive oils: relationship between benzo(a)pyrene and total polycyclic aromatic hydrocarbon content. J Agric Food Chem. 2008;56(21):10428- 32.

12. Bowman SJ, Booth DA, Platts RG, Field A, Rostron J, UK Sjogren's Interest Group. Validation of the Sicca symptoms Inventory for clinical studies of Sjogren's syndrome (Validação do inventário de sintomas de Sicca para estudos clínicos da síndrome de Sjogren). J Rheumatol. 2003;30:1259-66.

13. Seror R, Theander E, Brun JG, Ramos-Casals M, Valim V, Dorner T et al. Validação da atividade da doença da síndrome de Sjogren primária EULAR (ESSDAI) e índices de pacientes (ESSPRI). Ann Rheum Dis. 2015;74(5):859-66.

14. Thomson WM, Van der Putten GJ, de Baat C, Ikebe K, Matsuda K, Enoki K et al. Shortening the Xerostomia Inventory. Oral Surg Oral Med Oral Pathol Oral Radiol Endod. 2011;112(3):322-7.

15. Pai S, Ghezzi EM, Ship JA. Development of a Visual Analogue Scale questionnaire for subjective assessment of salivary dysfunction (Desenvolvimento de um questionário de escala visual analógica para avaliação subjectiva da disfunção salivar). Oral Surg Oral Med Oral Pathol Oral Radiol Endod. 2001;91:311-6.

16. Suresh KP. An overview of randomization techniques: An unbiased assessment of outcome in clinical research (Uma visão geral das técnicas de aleatorização: Uma avaliação

imparcial dos resultados na investigação clínica). J Hum Reprod Sci. 2011;4(1):8-11.

17. Mills EJ, Chan AW, Wu P, Vail A, Guyatt GH, Altman DG. Design, analysis, and presentation of crossover trials (Conceção, análise e apresentação de ensaios cruzados). Trials. 2009;30(10):27.

18. Aagaard A, Godiksen S, Teglers PT, Schiodt M, Glenert U. Comparação entre novos estimulantes da saliva em pacientes com boca seca: um estudo cruzado, duplamente cego e controlado por placebo. Journal of Oral Pathology and Medicine. 1992;21(8):376-80.

19. Andersson G, Johansson G, Attstrom R, Edwardsson S, Glantz PO, Larsson K. Comparação do efeito do extrato de linhaça Salinum e de uma preparação de metilcelulose nos sintomas de boca seca. Gerodontologia. 1995;12(1):12-7.

20. Bots CP, Brand HS, Veerman EC, Korevaar JC, Valentijn-Benz M, Bezemer PD et al. A pastilha elástica e um substituto da saliva aliviam a sede e a xerostomia em doentes em hemodiálise. Nephrology Dialysis Transplantation. 2005;20(3):578-84.

21. Bots CP, Brand HS, Veerman EC, Valentijn-Benz M, Van Amerongen BM, Nieuw Amerongen AV et al. The management of xerostomia in patients on haemodialysis: comparison of artificial saliva and chewing gum. Palliative Medicine. 2005;19(3):202- 7.

22. Furness S, Worthington HV, Bryan G, Birchenough S, McMillan R. Intervenções para a gestão da boca seca: terapias tópicas. Base de dados Cochrane de Revisões Sistemáticas 2011, Edição 12. Art. No.: CD008934.

23. Benrachou N. Etude des caracteristiques physicochimiques et de la composition biochimique d'huiles d'olive issues de trois cultivars de I'Est algerien [These]. Biochimie appliquéee: Annaba; 2013. 112p.

24. Hrobjartsson A, Gotzsche PC. O placebo não tem poder? Uma análise dos ensaios clínicos que comparam o placebo com a ausência de tratamento. N Engl J Med. 2001;344(21):1594-1602.

25. Georges D. Pathologies generales et salive [Estes]. Chirurgie dentaire: Nancy; 2012. 272p.

26. Lucas L, Russell A, Keast R. Molecular mechanisms of inflammation. Benefícios anti-inflamatórios do azeite virgem e do composto fenólico oleocanthal. Curr Pharm Des. 2011;17(8):754-68.

27. Alemany R, Navarro MA, Vogler O, Perona JS, Osada J, Ruiz-Gutierrez V. Os azeites de oliva modulam o conteúdo de ácidos gordos e a expressão de proteínas de sinalização no cérebro de ratinhos knockout da apolipoproteína E. Lipids. 2010;45(1):53-61.

28. Dell'Agli M, Fagnani R, Galli GV, Maschi O, Gilardi F, Bellosta S et al. Os fenóis do azeite modulam a expressão da metaloproteinase 9 nas células THP-1, actuando na sinalização do fator nuclear kappaB. J Agric Food Chem. 2010;58(4):2246-52.

29. Miles EA, Zoubouli P, Calder PC. Differential anti-inflammatory effects of phenolic compounds from extra-virgin olive oil identified in human whole blood cultures. Nutrition. 2005;21(3):389-94.

30. Zhang X, Cao J, Zhong L. Hydroxytyrosol inhibits proinflammatory cytokines, iNOS, and COX-2 expression in human monocytic cells. Naunyn Schmiedebergs Arch Pharmacol. 2009;379(6):581-6.

31. Goya L, Mateos R, Bravo L. Efeito do fenol hidroxitirosol do azeite nas células HepG2 do hepatoma humano. Proteção contra o stress oxidativo induzido pelo tertbutylhydroperoxide. Eur J Nutr. 2007;46(2):70-8.

32. Owen RW, Giacosa A, Hull WE, Haubner R, Wurtele G, Spiegelhalder B et al. Olive-oil consumption and health: the possible role of antioxidants. Lancet Oncol.

2000;1(2):107-12.

33. Salvini S, Sera F, Caruso D, Giovannelli L, Visioli F, Saieva C et al. O consumo diário de um azeite virgem extra com elevado teor de fenol reduz os danos oxidativos no ADN em mulheres pós-menopáusicas. Br J Nutr. 2006;95(4):742-51.

34. Servili M, Esposto S, Fabiani R, Urbani S, Taticchi A, Mariucci F et al. Compostos fenólicos no azeite: actividades antioxidantes, de saúde e organolépticas de acordo com a sua estrutura química. Inflammopharmacology. 2009;17(2):76-84.

35. De La Torre R. Biodisponibilidade dos compostos fenólicos do azeite em humanos. Inflammopharmacology. 2008;16(5): 245-7.

36. Visioli F, Caruso D, Grande S, Bosisio R, Villa M, Galli G et al. Virgin Olive Oil Study (VOLOS): potencial vasoprotector do azeite virgem extra em doentes com dislipidemia ligeira. Eur J Nutr. 2005;44(2):121-7.

37. Visioli F, Claudio G. Propriedades biológicas dos fitoquímicos do azeite. Crit Rev Food Sci Nutr. 2002;42(3):209-21.

38. Vissers MN, Zock PL, Katan MB. Biodisponibilidade e efeitos antioxidantes dos fenóis do azeite em humanos: uma revisão. Eur J Clin Nutr. 2004;58:955-65.

39. Klestov AC, Webb J, Latt D, Schiller G, McNamara K, Young DY et al. Treatment of xerostomia: a double-blind trial in 108 patients with Sjogren's syndrome. Oral Surg Oral Med Oral Pathol. 1981;51(6):594-9.

40. Donatsky O, Johnsen T, Holmstrup P, Bertram U. Efeito do Saliment na secreção da glândula salivar parótida e na xerostomia causada pela síndrome de Sjogren. Scand J Dent Res. 1982;90(2):157-62.

41. Gravenmade EJ, Vissink A. Pastilhas contendo mucina no tratamento de problemas intra-orais associados à síndrome de Sjogren. Um estudo cruzado em dupla ocultação em 42 pacientes. Oral Surg Oral Med Oral Pathol. 1993;75(4):466-71.

42. Van der Reijden WA, Van der Kwaak H, Vissink A, Veerman EC, Amerongen AV. Tratamento da xerostomia com substitutos de saliva à base de polímeros em pacientes com síndrome de Sjogren. Arthritis Rheuma. 1996;39(1):57-63.

43. Andersson G, Johansson G, Attstrom R, Edwardsson S, Glantz PO, Larsson K. Comparação do efeito do extrato de Salinum inseed e de uma preparação de metilcelulose nos sintomas de boca seca. Gerodontologia. 1995;12(1):12-7.

44. Johansson G, Andersson G, Edwardsson S, Bjorn AL, Manthorpe R, Attstrom R. Effects of mouthrinses with linseed extract Salinum without/with chlorhexidine on oral conditions in patients with Sjogren's syndrome. Uma investigação cruzada em dupla ocultação. Gerodontology. 2001;18(2):87-94.

45. Momm F, Volegova-Neher NJ, Schulte-Monting J, Guttenberger R. Diferentes substitutos da saliva para o tratamento da xerostomia após radioterapia. Um estudo prospetivo cruzado. Strahlenther Onkol. 2005;181(4):231-6.

46. Taweechaisupapong S, Pesee M, Aromdee C, Laopaiboon M, Khunkitti W. Efficacy of pilocarpine lozenge for postradiation xerostomia in patients with head and neck cancer. Aust Dent J. 2006;51(4):333-7.

47. Kim JH, Ahn JH, Choi JH, Jung DW, Kwon JS. Efeito do elixir bucal de pilocarpina a 0,1% na xerostomia: ensaio clínico aleatório, em dupla ocultação. J Oral Rehabil. 2014;41:226-35.

48. Ship JA, McCutcheon JA, Spivakovsky S, Kerr AR. Segurança e eficácia de produtos tópicos para boca seca contendo azeite, betaína e xilitol na redução da xerostomia para boca seca induzida por polifarmácia. J Oral Rehabil. 2007;34(10):724-32.

49. Vivino FB, Carsons SE, Foulks G, Daniels TE, Parke A, Brennan MT, et al. Novas

diretrizes de tratamento para a doença de Sjogren. Rheum Dis Clin North Am. 2016;42(3):531-51.

50. [rd]Vivino FB, Al-Hashimi I, Khan Z, LeVeque FG, Salisbury PL 3 , Tran-Johnson TK et al. Pilocarpine tablets for the treatment of dry mouth and dry eye symptoms in patients with Sjogren syndrome: a randomized, placebo-controlled, fixed-dose, multicenter trial. Grupo de Estudo P92-01. Arch Intern Med. 1999;159(2):174-81.

51. Katelaris CH. Pilocarpine for dry mouth and dry eye in Sjogren's syndrome. Curr Allergy Asthma Rep. 2005;5:321.

52. Petrone D, Condemi JJ, Fife R, Gluck O, Cohen S, Dalgin P. A double-blind, randomized, placebo-controlled study of cevimeline in Sjogren's syndrome patients with xerostomia and keratoconjunctivitis sicca. Arthritis Rheum. 2002;46(3):748-54.

53. Fife RS, Chase WF, Dore RK, Wiesenhutter CW, Lockhart PB, Tindall E et al. Cevimeline for the Treatment of Xerostomia in Patients With Sjogren Syndrome A Randomized Trial. Arch Intern Med. 2002;162(11):1293-300.

54. Creuzot C, Passemard M, Viau S, Joffre C, Pouliquen P, Elena PP et al. Melhoria da sintomatologia em pacientes com secura ocular tratados oralmente com ácidos gordos polinsaturados. J Fr Ophtalmo. 2006;29(8):868-73.

55. Cury-Boaventura MF, Gorjao R, de Lima TM, Fiamoncini J, Torres RP, Mancini-Filho J et al. Effect of olive oil-based emulsion on human lymphocyte and neutrophil death. J Parenter Enteral Nutr. 2008;32(1):81-7.

56. Mena MP, Sacanella E, Vazquez-Agell M, Morales M, Fito M, Escoda R et al. Inibição da ativação das células imunitárias circulantes: um efeito anti-inflamatório molecular da dieta mediterrânica. Am J Clin Nutr. 2009;89(1):248-56.

57. Puertollano MA, Puertollano E, Alvarez de Cienfuegos G, de Pablo MA. Significado do azeite de oliva na resistência imunológica do hospedeiro à infeção. Br J Nutr. 2007;98(Suppl1):54-8.

58. Romero C. Comunicado de imprensa, Sociedade Americana de Química. J Agric Food Chem. 2007;55: 680-6.

59. Giamarellos-Bourboulis EJ, Geladopoulos T, Chrisofos M, Koutoukas P, Vassiliadis J, Alexandrou I et al. Oleuropein: a novel immunomodulator conferindo sobrevivência prolongada em sepsis experimental por Pseudomonas aeruginosa. Shock. 2006;26(4):410- 6.

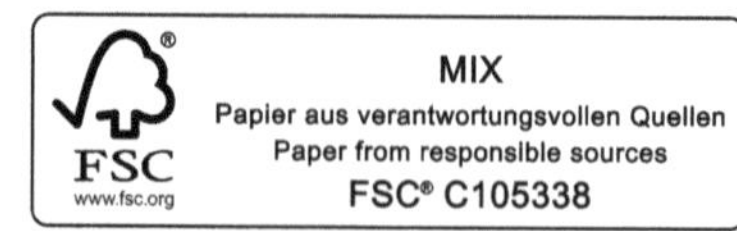

Printed by Books on Demand GmbH, Norderstedt / Germany